Robert Scheubel

Mechanismen der Herzinsuffizienz und mögliche therapeutische Optionen

AF061210

Robert Scheubel

Mechanismen der Herzinsuffizienz und mögliche therapeutische Optionen

Südwestdeutscher Verlag für Hochschulschriften

Impressum / Imprint
Bibliografische Information der Deutschen Nationalbibliothek: Die Deutsche Nationalbibliothek verzeichnet diese Publikation in der Deutschen Nationalbibliografie; detaillierte bibliografische Daten sind im Internet über http://dnb.d-nb.de abrufbar.
Alle in diesem Buch genannten Marken und Produktnamen unterliegen warenzeichen-, marken- oder patentrechtlichem Schutz bzw. sind Warenzeichen oder eingetragene Warenzeichen der jeweiligen Inhaber. Die Wiedergabe von Marken, Produktnamen, Gebrauchsnamen, Handelsnamen, Warenbezeichnungen u.s.w. in diesem Werk berechtigt auch ohne besondere Kennzeichnung nicht zu der Annahme, dass solche Namen im Sinne der Warenzeichen- und Markenschutzgesetzgebung als frei zu betrachten wären und daher von jedermann benutzt werden dürften.

Bibliographic information published by the Deutsche Nationalbibliothek: The Deutsche Nationalbibliothek lists this publication in the Deutsche Nationalbibliografie; detailed bibliographic data are available in the Internet at http://dnb.d-nb.de.
Any brand names and product names mentioned in this book are subject to trademark, brand or patent protection and are trademarks or registered trademarks of their respective holders. The use of brand names, product names, common names, trade names, product descriptions etc. even without a particular marking in this works is in no way to be construed to mean that such names may be regarded as unrestricted in respect of trademark and brand protection legislation and could thus be used by anyone.

Coverbild / Cover image: www.ingimage.com

Verlag / Publisher:
Südwestdeutscher Verlag für Hochschulschriften
ist ein Imprint der / is a trademark of
AV Akademikerverlag GmbH & Co. KG
Heinrich-Böcking-Str. 6-8, 66121 Saarbrücken, Deutschland / Germany
Email: info@svh-verlag.de

Herstellung: siehe letzte Seite /
Printed at: see last page
ISBN: 978-3-8381-3607-3

Zugl. / Approved by: Halle, Univ., Med. Fak., Habil., 2008

Copyright © 2013 AV Akademikerverlag GmbH & Co. KG
Alle Rechte vorbehalten. / All rights reserved. Saarbrücken 2013

Referat und bibliographische Beschreibung

Die Herzinsuffizienz zählt zu den häufigsten Erkrankungen in der westlichen Welt mit steigender Inzidenz. Ursächlich liegt der Herzinsuffizienz überwiegend eine koronare Herzerkrankung zugrunde. Obwohl in den letzten Jahren enorme Fortschritte in der Behandlung der Herzinsuffizienz erzielt werden konntenm, ist die 1-Jahresmortalität für die schwere Herzinsuffizienz mit über 50 % immer noch sehr hoch.
Als eine mögliche Ursache der Herzinsuffizienz wird das Vorliegen einer ischämisch bedingten mitochondrialen Dysfunktion diskutiert. Durch vermehrte Generierung freier Radikale im Bereich der Atmungskette der Mitochondrien kann es zur oxidativen Schädigung der mitochondrialen DNA kommen. Dies hätte eine Schädigung mitochondrial kodierter Proteine und somit eine disproportionale Atmungskette zur Folge. Obwohl experimentelle Untersuchungen diesen Pathomechanismus stützen, fand sich im menschlichen terminal insuffizienten Myokard keine Reduktion der intakten mitochondrialen DNA und der Transskription mitochondrialer RNA. Lediglich die Analyse der Enzymaktivität der mitochondrialen Atmungskettenkomplexe zeigte eine selektive Verminderung der Funktion des Atmungskettenkomplexes I. Letztendlich führt dies zu einer Reduktion der maximalen mitochondrialen Atmungskapazität und ATP-Synthese. Trotz eingeschränkter mitochondrialer Atmung sollte das Fehlen irreversibler mitochondrialer DNA Deletionen die Möglichkeit einer Erholung des insuffizienten menschlichen Myokards erleichtern. Als ein weiterer Pathomechanismus der Herzinsuffizienz wird die Aktivierung der Apoptose angesehen. Hierbei spielt das System der Caspasen als Vermittler der Apoptose eine wichtige Rolle. Die Aktivierung kann sowohl über einen extrinsischen, Membranrezeptor-vermittelten Weg, als auch intrinsischen, mitochondrial aktivierten Weg erfolgen, um schließlich nach Aktivierung der Effectorcaspase-3 in einer gemeinsamen Endstrecke zu münden. Für beide Aktivierungswege gibt es spezifische und unspezifische Inhibitoren. Im insuffizienten Myokard waren sowohl der intrinsische wie auch der extrinsische Weg aktiviert mit gleichzeitiger Hemmung der antiapoptotischen Proteine. Allerdings fand sich keine Aktivierung der Effektorcaspase-3, so dass trotz Aktivierung von Teilen der Caspasenkaskade das gesamte System nicht unumkehrbar aktiviert scheint.
Beide untersuchten Pathomechanismen lassen aufgrund ihrer fehlenden Irreversibilität die Option einer therapeutischen Intervention zu. Durch hämodynamische Entlastung mittels ventricular assist device (VAD) gelang, allerdings lediglich bei den jüngeren Patienten, eine Verbesserung der Genexpression antiapoptotischer Proteine. Eine weitere Option zur Therapie der Herzinsuffizienz wird im Einsatz von Stammzellen zur kardiovaskulären Regeneration gesehen. Hier wirkt sich das Alter der Patienten ebenfalls negativ auf die Mobilisation wie auch auf die Funktion der Stammzellen aus. In diesem Zusammenhang erwiesen sich AGEs (advanced glycation endproducts) als eine mögliche Ursache für die altersbedingten Veränderungen. Als Mechanismus dürfte die Stammzell-bedingte parakrine Sekretion von Zyto-/Chemokinen einen erheblichen Beitrag zur Verbesserung der Mikrozirkulation im ischämischen Myokard leisten.

Diese Arbeit konnte zeigen, dass im insuffizienten menschlichen Myokard mitochondriale wie auch apoptotische Alterationen vorliegen, welche reversibel und somit therapeutisch angehbar sein müssten. Hämodynamische Entlastung mittels VAD oder Stammzellen stellen therapeutische Optionen dar, welche bei älteren Patienten allerdings weniger erfolgreich sein dürften.

Scheubel, Robert. Mechanismen der Herzinsuffizienz und mögliche therapeutische Optionen. Halle, Univ., Med. Fak., Habil., 45 Seiten, 2008.

Inhaltsverzeichnis

Seite

Referat und bibliographische Beschreibung i

Inhaltsverzeichnis ii

Glossar iv

1. Mechanismen der Herzinsuffizienz 1

    1.1. Definition und Epidemiologie der Herzinsuffizienz 1

    1.2. Formen, Ätiologie und Prognose der Herzinsuffizienz 1

    1.3. Subzelluläre Veränderungen als Ursache der Herzinsuffizienz 3

        1.3.1. Mitochondriale Dysfunktion 3

        1.3.2. Aktivierung der Apoptose als Vermittler der Herzinsuffizienz 8

            1.3.2.1 Caspasenaktivierung als Vermittler der Apoptose 9

            1.3.2.2 Caspasenaktivierung im menschlichen insuffizienten Myokard ... 11

2. Mögliche therapeutische Optionen zur Behandlung der Herzinsuffizienz 16

    2.1. Hämodynamische Entlastung des terminal insuffizienten Myokards mittels ventricular assist device (VAD) 16

        2.1.1. Reversibilität der apoptotischen Veränderungen im insuffizienten Myokard durch hämodynamische Entlastung mittels ventricular assist device (VAD) 17

2.2. Einsatz von adulten Stammzellen zur kardiovaskulären Regeneration 19

    2.2.1. Mobilisation von adulten Stammzellen 21

    2.2.2. Funktionelle Veränderungen von adulten Stammzellen im Alter 25

    2.2.3. Mechanismen der Neovaskularisation durch adulte Stammzellen 28

3. Zusammenfassung und Ausblick 32

4. Literaturverzeichnis 34

5. Eigene veröffentlichte Originalarbeiten zur Habilitationsschrift 43

5.1   Depression of progenitor cell function by advanced glycation endproducts (AGEs): potential relevance for impaired angiogenesis in advanced age and diabetes. 43

5.2   Age-dependent depression in circulating endothelial progenitor cells in patients under coronary artery bypass grafting. 43

5.3   Dysfunction of mitochondrial respiratory chain complex I in human failing myocardium is not due to disturbed mitochondrial gene expression. 43

5.4   Apoptotic pathway activation from mitochondria and death receptors without caspase-3 cleavage in failing human myocardium. Fragile balance of myocyte survival? 43

5.5   Age-dependent myocardial reinduction of apoptosis inhibitors under VAD in heart failure. 43

6. Thesen 44

Glossar

Abb.	Abbildung
ACB-Operation	Aortokoronare Bypass-Operation
AcCoA	Acetyl-Coenzym-A
ADP	Adenosindiphosphat
AGEs	*Advanced glycation endproducts*
ANP	Atriales natriuretisches Peptid
AIDS	*acquired immunodeficiency syndrome*
Apaf-1	apoptotischer Protease aktivierender Faktor-1
ATP	Adenosintriphasphat
Bcl-2	*B cell lymphoma-2* (antiapoptotisches Protein)
BCL-x_L	*Basal cell lymphoma-extra large*
Bid	*BH3-interacting domain death agonist*
Caspasen	Cystein-abhängige Aspartat spezifische Proteasen
CD	*cluster of differentiation* (Zelloberflächenantigene)
CoQ	Coenzym Q
CPB	*cardio pulmonary bypass*
CS	Citratsynthasenaktivität
Cyt. c	Cytochrom c
d	Tage
DNA	*Deoxyribonucleic Acid*
e$^-$	Elektron
eNOS	endotheliale NO Synthase
EPCs	Endotheliale Progenitorzellen
EPO	Erythropoetin
et al.	und andere
Fas-System	(Apo-1/CD95) Oberflächenrezeptor mit nachgeschalteter Signaltransduktion, Mitglied der *tumor necrosis factor receptor* Familie
FasExo6Del	antiapoptotisch wirkende Isoform des Fas-Rezeptors
FLIP	*flice-like inhibitory proteins*
G-CSF	Granulozyten-Kolonie stimulierender Faktor
GM-CSF	Granulozyten-Makrophagen koloniestimuliernder Faktor
h	Stunden
H$^+$	Wasserstoff
H$_2$O	Wasser
HGF	*hepatocyte growth factor* (Wachstumsfaktor)
hIAP	*human inhibitor of apoptosis proteins*
HIF-1	*Hypoxia-inducible factor* (Transkriptionsfaktor)
HUVECs	Humane Umbilikalvenen Endothelzellen
IAP	*inhibitor of apoptosis proteins*
IL-8	Interleukin-8
iNOS	induzierbare NO Synthase
Insuff.	Terminal insuffizientes Myokard
Jurkat	Lymphozytenzelllinie
kDa	kiloDalton
KDR	*kinase insert domain receptor*
MAP-Kinase	*mitogen-activated protein-kinase*
MCP-1	*monocyte chemoattractant protein-1*
MIP-1 α	*macrophage inhibitory protein-1 α*

MNC	mononukleäre Zellen
MnSOD	Mangan-Superoxiddismutase
mRNA	*messenger ribonucleic acid*
mt	mitochondrial
mtTFA	mitochondrialer Transkriptionsfaktor A
n	Anzahl
NAD	Nicotinamid-Adenin-dinucleotid
NIH 3T3	Mausfibroblastenzelllinie
NO	Stickoxid
Nr.	Nummer
NYHA	*New York Heart Association*
O_2	Sauerstoff
O_2^-	Superoxidanion
P_i	Phosphat
Pro-ANP	Pro-Atrial natriuretic peptide
RAGE	Rezeptor für AGEs
r.E.	relative Einheiten
RNA	*Ribonucleic Acid*
ROS	*Reactive oxygen species*
SDF-1	*stromal-cell derived factor-1*
TNF	*tumor necrosis factor*
TUNEL	*terminal deoxynucleotidyl-transferase-mediated dUTP nick end labeling*
VAD	*ventricular assist device*
VEGF	*vascular endothelial growth factor* (Wachstumsfaktor)
WHO	Weltgesundheitsorganisation
XIAP	*X-linked inhibitor of apoptosis protein*
z. B.	zum Beispiel

1. Mechanismen der Herzinsuffizienz

1.1. Definition und Epidemiologie der Herzinsuffizienz

Pathophysiologisch wird die Herzinsuffizienz als ein Zustand definiert, bei dem das Herz nicht mehr in der Lage ist, Organe bzw. Gewebe entsprechend der Belastung ohne Erhöhung der Füllungsdrücke (rechts, links oder beidseits) ausreichend mit genügend Blut und Sauerstoff zu versorgen. Klinisch spricht man von einer Herzinsuffizienz, wenn typische Symptome (Dyspnoe, Müdigkeit, Flüssigkeitsretention) bestehen, denen ursächlich eine kardiale Funktionsstörung zugrunde liegt (1).

Die Herzinsuffizienz ist eine der häufigsten Erkrankungen in Deutschland, Europa und den USA. In Europa wird die Zahl herzinsuffizienter Patienten auf mehr als 10 Millionen geschätzt. Im Jahre 2005 lag die Diagnose Herzinsuffizienz mit einem Anteil von 5,8% an dritter Position der häufigsten Todesursachen in Deutschland (Statistisches Bundesamt). Die Inzidenz und Prävalenz der Herzinsuffizienz sind altersabhängig. Im Alter zwischen 45 und 55 Jahren leiden weniger als 1% der Bevölkerung an einer Herzinsuffizienz, zwischen dem 65. und 75. Lebensjahr bereits 2-5% und bei über 80-Jährigen fast 10% (2). Männer sind mit einer Geschlechterrelation von etwa 1,5:1 häufiger als gleichaltrige Frauen betroffen.

1.2. Formen, Ätiologie und Prognose der Herzinsuffizienz

Eine chronische Herzinsuffizienz kann auf vielen unterschiedlichen Ursachen basieren (Tabelle 1). Bei 80 – 90% der herzinsuffizienten Patienten beruhen die Symptome auf einer ventrikulären Funktionsstörung, wobei in etwa 60% der Fälle eine systolische Dysfunktion mit einer Ejektionsfraktion $\leq$ 40% vorliegt (3). Bei Patienten mit überwiegend erhaltener systolischer Pumpfunktion aber klinischen Herzinsuffizienzzeichen geht man von einer diastolischen Herzinsuffizienz aus (4). Die häufigste Ursache einer Herzinsuffizienz in westlichen Ländern ist die koronare Herzerkrankung (54 – 70%) (2, 5). Nach einer initialen myokardialen Schädigung (z. B. durch Druck-/Volumen-Überlastung bei Herzklappenvitien oder Gewebeverlust bei ischämischen Herzerkrankungen) kommt es über eine lokale und systemische neuroendokrine Aktivierung zu einem ventrikulären Remodeling und einer weiteren myokardialen Zellschädigung (6). Aus der neuroendokrinen Aktivierung resultiert zudem eine periphere Vasokonstriktion, Flüssigkeitsretention und Arrhythmieneigung des Herzens sowie eine Zunahme der Symptomatik des Patienten.

Tabelle 1: Ursachen der Herzinsuffizienz

- Koronare Herzerkrankung
- Arterielle Hypertonie
- Dilatative Kardiomyopathie
- Hypertrophe Kardiomyopathie
- Restriktive Kardiomyopathie
- Vitien
- Perikarderkrankungen
- Entzündliche Erkrankungen (z.B. Myokarditis)
- Stoffwechselstörungen (z.B. Hyperthyreose)
- Toxische Wirkungen (z.B. Chemotherapeutika)
- Bradykarde / tachykarde Arrhythmien
- Andere

Die Einteilung der Herzinsuffizienz erfolgt nach der New York Heart Association (NYHA) Klassifikation entsprechend der Leistungsfähigkeit der Patienten und wird, je nach dem subjektiven Beschwerdebild der Patienten, in vier Schweregrade I – IV unterteilt (Tabelle 2).

Tabelle 2: Funktionelle Klassifizierung der Herzinsuffizienz (NYHA)

I. Herzerkrankung ohne körperliche Limitation. Alltägliche körperliche Belastung verursacht keine inadäquate Erschöpfung, Rhythmusstörungen, Luftnot oder Angina pectoris

II. Herzerkrankung mit leichter Einschränkung der körperlichen Leistungsfähigkeit. Keine Beschwerden in Ruhe. Alltägliche körperliche Belastung verursacht Erschöpfung, Rhythmusstörungen, Luftnot oder Angina pectoris

III. Herzerkrankung mit höhergradiger Einschränkung der körperlichen Leistungsfähigkeit bei gewohnter Tätigkeit. Keine Beschwerden in Ruhe. Geringe körperliche Belastung verursacht Erschöpfung, Rhythmusstörungen, Luftnot oder Angina pectoris

IV. Herzerkrankung mit Beschwerden bei allen körperlichen Aktivitäten und in Ruhe. Bettlägrigkeit.

Trotz enormer Fortschritte in der Behandlung der Herzinsuffizienz bleibt die Morbidität und Mortalität der Herzinsuffizienz hoch, wobei die 1-Jahresmortalität für die milde bis moderate Herzinsuffizienz (NYHA I - II) bei 20 – 30% und für die schwere Herzinsuffizienz bei über 50% liegt (7). Jedoch ist die Prognose für das männliche Geschlecht ungünstiger. 80% der Männer und 70% der Frauen unter 65 Jahren versterben innerhalb von acht Jahren an der Herzinsuffizienz (8).

1.3. Subzelluläre Veränderungen als Ursache der Herzinsuffizienz

Die chronische Herzinsuffizienz ist durch eine Vielzahl subzellulärer Veränderungen charakterisiert. So findet sich in den überlasteten Kardiomyozyten eine Genexpressions-Verschiebung zum neonatalen Phänotyp mit vermehrter ANP-Expression, verändertem Isoformmuster der kontraktilen Proteine und Einschränkung der intrazellulären Kalzium-Homöostase, begleitet von Zeichen moderater Inflammation des Gewebes. Diese Veränderungen werden meist als Epiphenomena der Überlast und der neuroendokrinen Aktivierung angesehen und sind durch therapeutische Korrektur der kardialen Überlast und der neuroendokrinen Überaktivierung zumindest partiell reversibel. Diese Aspekte wurden bereits vielfach untersucht, so dass im Rahmen dieser Habilitationsschrift nicht weiter darauf eingegangen werden soll.

1.3.1. Mitochondriale Dysfunktion

Eine seit langem diskutierte und noch immer ungeklärte Rolle bei Herzschädigung durch Überlast, Inflammation oder Ischämie könnten die Mitochondrien spielen. Sie sind die Kraftwerke der Zelle, die sowohl Ziel als auch Quelle schädigender Vorgänge im Rahmen vielfältiger kardialer Schädigung sein könnten. Während normaler mitochondrialer Atmung entweichen maximal 2 – 4% der Elektronen aus der Atmungskette, welche durch Reduktion von Sauerstoff zur Generierung von Radikalen wie Superoxidanionen beitragen (Abb. 1) (9). Besonders der Komplex I und der Komplex III haben bei der Produktion von reaktiven Sauerstoffspezies (ROS) eine große Bedeutung.

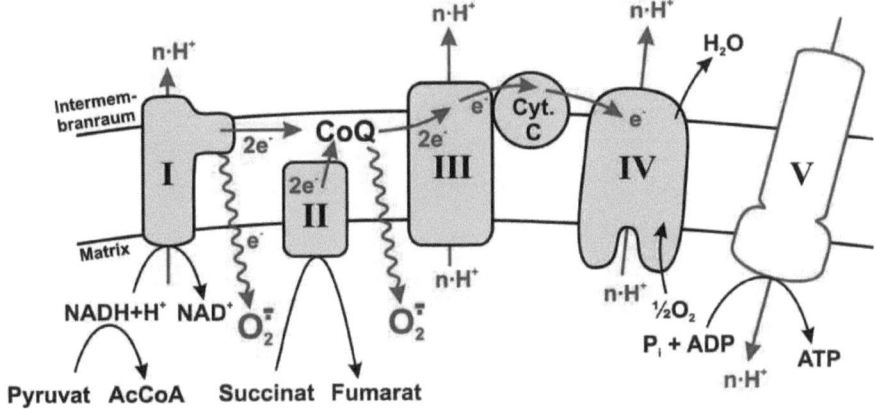

Abbildung 1: Entstehung von ROS in der mitochondrialen Atmungskette:
Durch das Entweichen von Elektronen zwischen den einzelnen Komplexen der Atmungskette ist die Bildung von Superoxidanionen möglich.

Umstände, die die Akkumulation von Elektronen an Redoxzentren fördern, erhöhen die Bildung von Sauerstoffradikalen (10, 11). So tritt z. B. unter ischämischen Bedingungen immer dann ein vermehrter Elektronenstau der Atmungskette mit erhöhter Elektronenfreisetzung auf, wenn die Konzentrationen von NADH erhöht und Stimulatoren des Elektronentransports, ADP und/oder O_2, herabgesetzt sind (12). Da die Atmungskettenkomplexe in der inneren mitochondrialen Membran lokalisiert sind, erfolgt die Freisetzung der Sauerstoffradikale vornehmlich in Richtung mitochondrialer Matrix (11). In unmittelbarer Nähe dazu befindet sich die doppelsträngige, zirkulär angeordnete, mitochondriale DNA. Diese Nähe zum Ort der Entstehung freier Sauerstoffradikale macht die mitochondriale DNA daher sehr anfällig gegenüber oxidativer Schädigung.

Die Atmungskettenkomplexe der Mitochondrien enthalten sowohl kerncodierte als auch mitochondrial codierte Proteine. So werden von den 42 Untereinheiten des Komplexes I der Atmungskette sieben Untereinheiten mitochondrial codiert, vom Komplex III eine Untereinheit und vom Komplex IV drei Untereinheiten. Der Komplex II ist ausschließlich kerncodiert (Abb. 2).

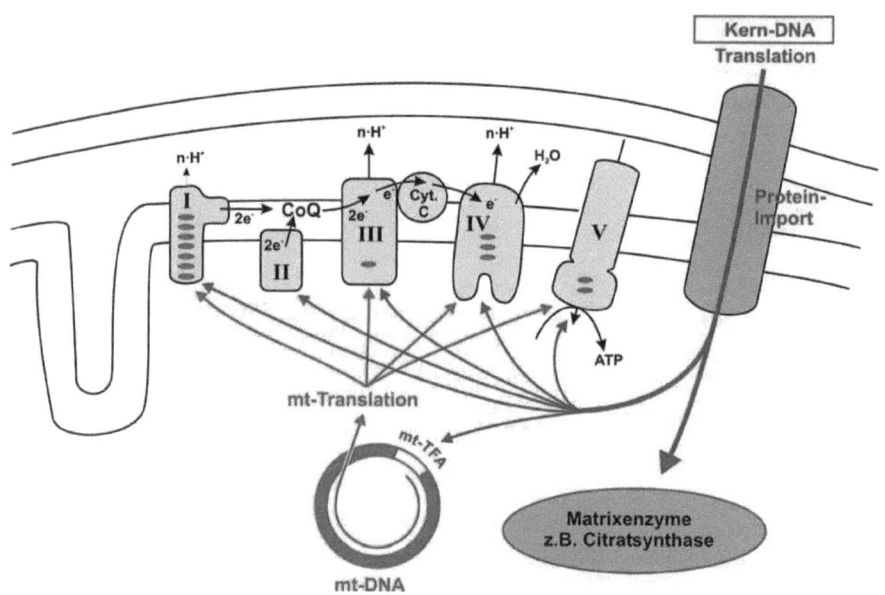

Abb. 2: Zusammensetzung der Komplexe der Atmungskette:
Der Aufbau der Atmungskettenkomplexe in den Mitochondrien erfolgt sowohl durch mitochondrial, wie auch kerncodierte Proteinuntereinheiten. Die mitochondrial codierten Untereinheiten sowie deren Anzahl pro Komplex sind durch die grünen Symbole dargestellt.

Für die Synthese der mitochondrial codierten Proteine ist der Import kerncodierter Proteine notwendig (mitochondrialer Transkriptionsfaktor A: mtTFA, siehe Abb. 2) (13). Der Großteil der mitochondrialen Proteine ist kerncodiert, wird in den zytosolischen Ribosomen synthetisiert und, aufgrund entsprechender Signalsequenz, in die Mitochondrien importiert (Abb. 2).

Nach der Theorie der Ischämie-bedingten mitochondrialen Radikalproduktion führt so erzeugte ROS zur oxidativen Schädigung der mitochondrialen DNA und damit speziell zur Schädigung mitochondrial kodierter Proteine. Dies kann zur Bildung einer disproportionalen Atmungskette führen, die ihrerseits eine weitere Erhöhung der Radikalbildung auslöst. Der dadurch entstehende Circulus vitiosus mündet in einen altersassoziierten apoptotischen Zellverlust, welcher durch Freisetzung von Cytochrom c aus dem intermembranären Raum ins Zytosol initiiert wird. Aufgrund der hohen Dichte codierender Sequenzen der mitochondrialen DNA ist zu erwarten, dass Radikal induzierte Schäden zu einer gestörten

Neusynthese der mitochondrial codierten Untereinheiten der Atmungskettenkomplexe führen (14). Die Störung sollte somit Komplexe mit einem hohen Anteil mitochondrial codierter Proteinuntereinheiten mehr betreffen als solche, die nur Kern codierte Untereinheiten enthalten. Besonders Gewebearten, welche einen sehr niedrigen bis keinen zellulären Umsatz aufweisen, wie z. B. das Herz, wären von derlei Veränderungen besonders betroffen.

Ischämisch bedingte Generierung von freien Sauerstoffradikalen durch die Atmungskettenkomplexe sollte somit zu einer zunehmenden Zerstörung der mitochondrialen DNA führen, wobei konsekutiv daraus eine Abnahme der mitochondrialen RNA Transkription und ein Verlust der mitochondrialen Funktion resultieren würde. Dieser Fragestellung ging die Arbeitsgruppe um Ide *et al.* nach, welche im Infarktmodell der Maus vier Wochen nach Induktion eines Infarktes durch Ligatur des Ramus interventricularis anterior im nichtinfarzierten, insuffizienten Myokard die Generierung freier Sauerstoffradikale, die Veränderungen der mitochondrialen DNA, die Menge der mitochondrialen RNA Transkripte wie auch die Aktivität der Atmungskettenkomplexenzyme untersuchte (15). Die Autoren konnten zeigen, dass es im insuffizienten Myokard zu einer deutlichen Zunahme der Entstehung freier Sauerstoffradikale, verbunden mit erhöhter Lipidperoxidation, kommt. Dies war mit einem reduzierten mitochondrialen DNA-Gehalt und einer Abnahme aller mitochondrialen RNA-Transkripte vergesellschaftet (15). Darüber hinaus fand sich eine deutliche Abnahme der Enzymaktivität der Atmungskettenkomplexe, welche mitochondrial kodierte Untereinheiten enthalten (Komplex I, III und IV) (15). Aufgrund dieser Studie scheint die Entstehung mitochondrialer DNA Läsionen, verbunden mit der Reduktion der Atmungskapazität der myokardialen Mitochondrien, eine wichtige Rolle in der Entwicklung und der Progression des myokardialen Remodeling und der Herzinsuffizienz nach Myokardinfarkt zu spielen. Zudem müssen diese Ergebnisse in Bezug auf Prognose und Therapie der ischämischen Kardiomyopathie als ungünstig interpretiert werden, da Veränderungen im Genom der Mitochondrien therapeutisch nicht angehbar sind.

Aufgrund dieser Ergebnisse ging unsere Arbeitsgruppe der Fragestellung nach, ob diese am Myokardinfarktmodell der Maus gewonnenen Daten auf das menschliche insuffiziente Myokard übertragbar sind. Hierzu wurde Myokardgewebe von explantierten Herzen terminal herzinsuffizienter Patienten mit dem von nicht insuffizienten Spenderherzen verglichen. Im Gegensatz zum Tiermodell konnten wir im menschlichen insuffizienten Myokard im Vergleich zum linksventrikulären Myokard gesunder Herzspender keine Reduktion der mitochondrialen Wildtyp-DNA und der Transkription mitochondrialer RNA nachweisen (16). Auch die Proteinexpression des kernkodierten mtTFA war zwischen gesundem und insuffizientem Myokard nicht verschieden. Allerdings zeigte die funktionelle Analyse der Enzymaktivität der einzelnen mitochondrialen Atmungskettenkomplexe eine selektive Reduktion der Aktivität für den Atmungskettenkomplex I um 28%. Im Gegensatz dazu war die Enzymaktivität der Komplexe II, III und IV nicht unterschiedlich (Abb. 3). Diese Ergebnisse unterschieden sich nicht zwischen insuffizientem ischämischem (n=20) und nicht-ischämischem (n=23) Myokard.

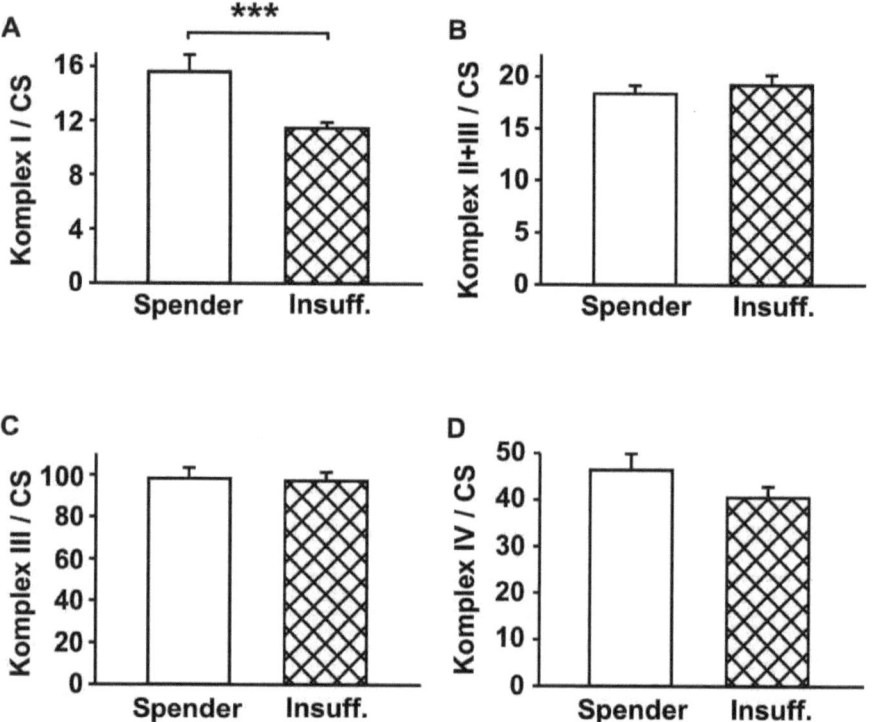

Abbildung 3:

Enzymaktivität der Elektronentransportkettenkomplexe I (A), II + III (B), III (C) und IV (D) normalisiert auf Citratsynthasenaktivität (CS) im menschlichen linksventrikulären Myokard von terminal herzinsuffizienten Patienten (Insuff., n=43) und von Spenderherzen (Spender, n=10).

Als Ursache für die beobachtete selektive Hemmung der Atmungskettenkomplex I Aktivität kann der Einfluss von Stickoxid (NO) in Betracht gezogen werden. Das erhöhte Vorkommen von NO im insuffizienten Myokard konnte bereits vor längerer Zeit gezeigt werden (17). NO wiederum ist in der Lage, den Atmungskettenkomplex IV reversibel zu hemmen (18), mit der Folge einer erhöhten Generierung von freien Sauerstoffradikalen. Im insuffizienten Myokard konnte dieses bereits mehrfach gezeigt werden (19-21). Die Kombination von erhöhtem NO und vermehrter Bildung freier Radikale in den Mitochondrien führt zur Generierung von Peroxinitrit, welches den Atmungskettenkomplex I hemmen kann (22). Diese Hemmung des Atmungskettenkomplexes I hat auch funktionelle Konsequenzen für das insuffiziente Myokard. Sie führt zu einer Reduktion der maximalen Atmungskapazität (23), welche durch den Verlust von Cytochrom c aus den Mitochondrien im insuffizienten Myokard (24) und durch die reversible Hemmung des Komplexes IV durch NO weiter verstärkt wird (18). Diese Vorgänge resultieren schließlich in eine Reduktion der mitochondrialen ATP-Synthese und somit den Verlust an energiereichen Phosphaten (25). Somit kann die Situation im insuffizienten menschlichen Myokard wie folgt zusammengefasst werden: die Aktivität des Atmungskettenkomplex I ist unabhängig eines Schadens der mitochondrialen DNA oder einer veränderten mitochondrialen Genexpression deutlich gehemmt. Das Fehlen dieser mitochondrialen Veränderungen sollte die Möglichkeit einer Erholung des insuffizienten menschlichen Myokards durch entsprechende therapeutische Maßnahmen erleichtern.

1.3.2. Aktivierung der Apoptose als Vermittler der Herzinsuffizienz

Apoptose, auch „programmierter Zelltod" genannt, ist durch spezifische morphologische Kriterien charakterisiert (DNA-Fragmentierung, Chromatinkondensation und -margination, intakte zytoplasmatische Strukturen, intakte Zellmembran), welche mittels Elektronenmikroskopie definiert wurden (26). Apoptose spielt eine zentrale Rolle im Rahmen der normalen Entwicklung, der Morphogenese, des normalen Zellumsatzes, bei hormonabhängiger Organatrophie und bei der Funktion des Immunsystems (27). Darüber hinaus ist mittlerweile bekannt, dass inadäquate Apoptose bei vielen Erkrankungen eine wichtige Rolle spielt und den Fortschritt der Erkrankung und die Prognose beeinflusst. So führt z. B. eine zu stark unterdrückte Apoptose zum Wachstum von Tumoren, wohingegen eine zu stark induzierte Apoptose bei vielen neurodegenerativen Erkrankungen und bei AIDS beobachtet wurde (28). Im Gegensatz zur Nekrose handelt es sich bei der Apoptose um einen aktiven, Energie verbrauchenden, hoch regulierten Prozess (29). Apoptose konnte im Herzen in allen Stadien des Myokardinfarktes nachgewiesen werden. So soll Apoptose zum Verlust von Kardiomyozyten während der akuten Phase des Herzinfarktes, wie auch zum fortschreitenden Verlust überlebender Zellen während der subakuten und chronischen Phase beitragen (27). Klinisch treten die größten Veränderungen unmittelbar nach Eintreten eines Herzinfarktes während der ersten 24 Stunden (zu diesem Zeitpunkt spielt hauptsächlich Nekrose eine Rolle spielt) und bis zu sieben Tage später auf (hauptsächlich bedingt durch das Eintreten inflammatorischer Prozesse) (29, 30). Der Prozess schreitet allerdings über Wochen und Monate nach Eintreten des Myokardinfarktes fort und ist durch zunehmende Dilatation der Herzkammer und Ausdünnen der infarzierten und nicht-infarzierten Wand charakterisiert (29, 30). Obwohl das Vorkommen der Apoptose in jedem Stadium des Herzinfarktes demonstriert wurde, liegt ihre pathophysiologische Bedeutung besonders in der späteren Phase. So konnte in postmortalen humanen und tierexperimentellen Studien eine bleibend erhöhte Apoptoserate über Monate nach Myokardinfarkt, sowohl in der Periinfarktregion wie auch im entfernten, nicht infarzierten Myokard, gezeigt werden (31, 32). Hierbei ist die Apoptoserate in der Periinfarktregion, besonders wenn eine bestehende oder wiederkehrende Ischämie vorliegt, deutlich höher als im entfernten Myokard (29, 33).

1.3.2.1 Caspasenaktivierung als Vermittler der Apoptose

Die proteolytische Aktivierung des Systems der Caspasen wird als zentrales Element im Rahmen der Apoptosemaschinerie angesehen. Caspasen, *Cystein-abhängige Aspartat spezifische Proteasen*, sind Peptid-gebundene Hydrolasen, welche ihr Substrat nach dem Aspartatrest spalten. Insgesamt wurden bisher 14 unterschiedliche Caspasen im Menschen identifiziert (34). Caspasen werden als inaktive Proenzyme (Procaspasen) synthetisiert und durch proteolytische Spaltung aktiviert. Procaspasen enthalten eine Prodomäne (3-24 kDa), eine große (17-21 kDa) und eine kleine Untereinheit (10-13 kDa) (35). Die Caspasen mit großen Prodomänen werden auch als Initiatorcaspasen (z. B. Caspase-8 oder -9) bezeichnet, da sie sich selbst aktivieren und in der proteolytischen Kaskade die Aktivierung der Effektorcaspasen mit kurzen Prodomänen (z. B. Caspase-3 oder -7) auslösen (36). Effektorcaspasen führen den Großteil der biochemischen Reaktionen aus, woraus beispielsweise eine proteolytische Spaltung vitaler Proteinsubstrate, die Aktivierung von Nukleasen und die DNA-Fragmentierung resultieren. Die Aktivierung des Caspasensystems erfolgt über zwei Hauptaktivierungswege (Abb. 4).

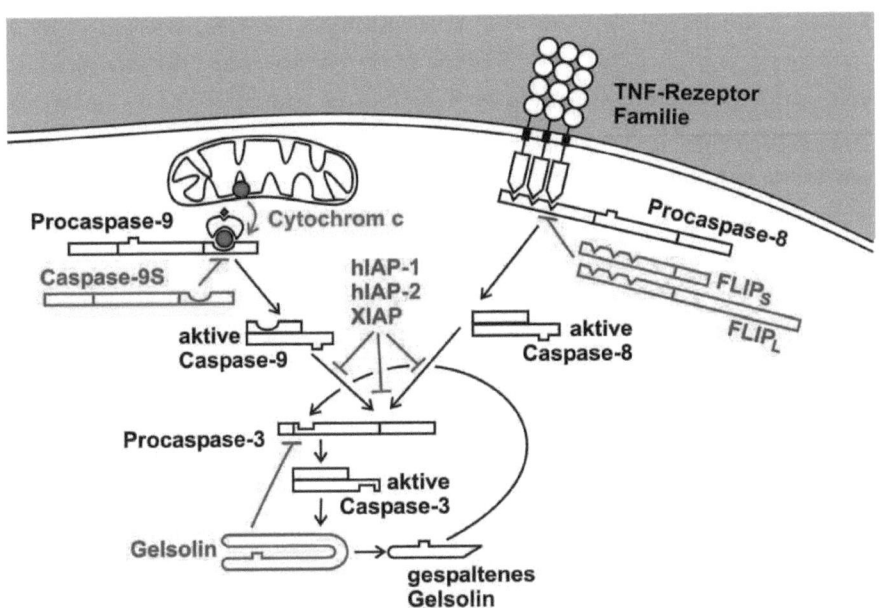

Abbildung 4: Aktivierungswege des Caspasensystems.
Der intrinsische (mitochondriale) Weg und der extrinsisch (Todesrezeptor, z. B. TNF-Rezeptor 1) vermittelte Weg führen zur Aktivierung der Initiatorcaspasen-8 oder -9 welche die Effektorcaspase-3 aktivieren. Diese bewirkt schließlich die Spaltung von Proteinen wie Gelsolin oder die typische DNA-Fragmentierung. Für beide Aktivierungswege existieren Inhibitoren (rot dargestellt).

Beim extrinsischen Weg führt eine Bindung von Liganden an den Todesrezeptor (z. B. TNF-Rezeptor 1) an der Zelloberfläche zur Verstärkung des Signals über Adaptermoleküle, welche die Aktivierung an die zytosolische Domäne des Rezeptors weitergeben und letztendlich zur Dimerisierung der Procaspase-8 und deren Aktivierung führen. Die aktivierte Caspase-8 aktiviert die Procaspase-3, welche schließlich die bereits beschriebenen Apoptose-typischen Merkmale auslöst.

Die Aktivierung des intrinsischen Weges erfolgt über die Mitochondrien. Durch unterschiedliche Schädigungsmechanismen (z. B. Entstehung freier Sauerstoffradikale in den Mitochondrien, siehe oben) kommt es zum entscheidenden Schritt: der Freisetzung von Cytochrom c aus dem intermembranären Raum der Mitochondrien in das Zytosol (Abb. 4) (37). In Anwesenheit von ATP triggert das freigesetzte Cytochrom c die Zusammenlagerung eines Proteinkomplexes (Apoptosom), welcher aus dem apoptotischen Protease aktivierenden

Faktor-1 (Apaf-1) und der Caspase-9 zusammengesetzt ist (38). Durch die daraus resultierende Aktivierung der Caspase-9 kommt es zur Aktivierung der Effektorcaspase-3, so dass sich im Rahmen der Aktivierung der Caspase-3 der extrinsische und der intrinsische Weg treffen. Darüber hinaus existieren Verbindungswege zwischen dem Rezeptor-vermittelten und dem mitochondrialen Weg, wobei z. B. die Caspase-8 in der Lage ist das proapoptotische Bcl-2-Familienmitglied Bid zu aktivieren, welches seinerseits die Cytochrom c Freisetzung aus den Mitochondrien unterstützt.

Für beide Aktivierungswege der Apoptose in der Zelle konnten spezifische und unspezifische Inhibitoren nachgewiesen werden. Die über den Todesrezeptor aktivierte Caspase-8 kann durch die „flice-like inhibitory proteins" (FLIP) $FLIP_L$ und $FLIP_S$ inhibiert werden (39). Die mitochondrial aktivierte Caspase-9 wird in ihrer Aktivität durch die Caspase-9S gehemmt, eine verkürzte Isoform, welcher die katalytische Seite fehlt, indem sie kompetitiv vom Substrat verdrängt wird (40). Eine weitere Gruppe inhibitorischer Proteine, die Familie der „menschlichen inhibitor of apoptosis proteins" (hIAP), hIAP-1, hIAP-2 und „X-linked inhibitor of apoptosis protein" (XIAP) sind potente Suppressoren der Apoptose, indem sie die Aktivierung der Initiatorcaspasen wie auch der Effektorcaspasen verhindern (Abb. 4) (41). Gelsolin, ein Aktinmodulator, begünstigt in seiner durch die Caspase-3 gespaltenen Form das Fortschreiten der Apoptose (42), wohingegen es in seiner ungespaltenen Form als Inhibitor der Caspasenaktivierung fungiert (43).

1.3.2.2 Caspasenaktivierung im menschlichen insuffizienten Myokard

Adulte kardiale Myozyten sind terminal differenzierte Zellen mit geringem bis keinem Potential, den Zellzyklus zu durchlaufen. Folglich bedeutet der Verlust von Kardiomyozyten im Herzen eine deutliche Einschränkung der Herzfunktion. Die Bedeutung der Apoptose bei Herzerkrankungen einschließlich Ischämie-Reperfusion, Myokardinfarkt und Herzinsuffizienz war und ist Gegenstand intensiver Diskussion. Kontroverse besteht hauptsächlich bezüglich des Beitrags und der Ausprägung der Kardiomyozytenapoptose. Dies gründet insbesondere in der Tatsache, dass die Methoden zum Nachweis der Apoptose im Myokard teilweise falsch positive Ergebnisse liefern (z. B. terminal deoxynucleotidyl-transferase-mediated dUTP nick end labeling (TUNEL-Methode)) (44). So wurde das Vorkommen apoptotischer Kardiomyozyten im insuffizienten Myokard zwischen 0,05% bis 35% angegeben (45, 46). In Anbetracht der Tatsache, dass es sich bei Kardiomyozyten um terminal differenziertes Gewebe mit geringer Möglichkeit zur Zellteilung handelt und, dass das Fortschreiten der Apoptose einen zügig ablaufenden Prozess darstellt, würde ein solch kontinuierlicher und massiver Verlust von Kardiomyozyten, ohne entsprechende Erneuerung, relativ schnell zum Verlust aller kontraktilen Zellen und zur klinischen Krise des Patienten führen. Ein derartiger Verlauf wird allerdings nur in den seltensten Fällen beobachtet.

Aufgrund der offenen Debatte bezüglich der Bedeutung der Apoptose im insuffizienten menschlichen Myokard entschieden wir uns dazu, die Expression und die Aktivierung der Caspasen und ihrer endogenen Inhibitoren im terminal insuffizienten Myokard zu untersuchen (24). Hierbei wurde ein Vergleich zwischen 21 gesunden Spenderherzen als Kontrollgruppe, welche nicht zur Transplantation verwendet werden konnten, und 36 terminal insuffizienten Herzen durchgeführt.

Entsprechend einer potentiellen Beteiligung des mitochondrial aktivierten intrinsischen Weges der Caspasenaktivierung konnten wir eine vermehrte Freisetzung von Cytochrom c aus den Mitochondrien in das Zytosol des insuffizienten Myokards nachweisen (Abb. 5) (24).

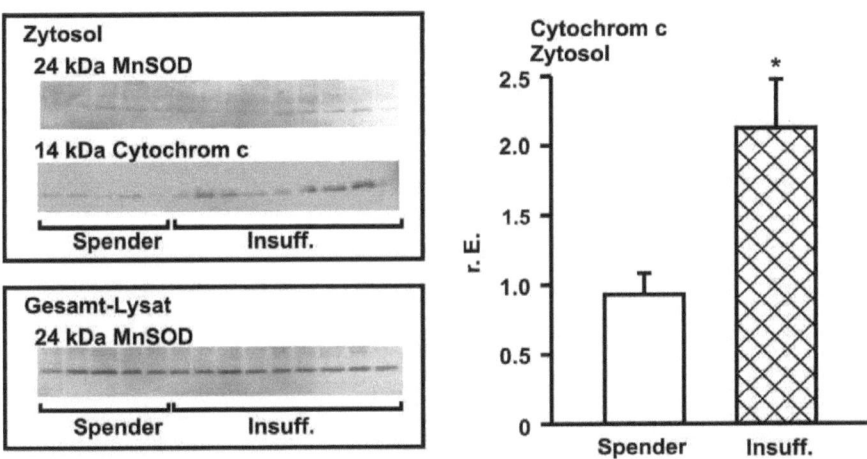

Abbildung 5: Freisetzung von Cytochrom c aus den Mitochondrien ins Zytosol des insuffizienten Herzens
Immunoblotanalyse von Cytochrom c und Mangan-Superoxiddismutase (MnSOD, als Marker der mitochondrialen Matrixproteine) im Zytosol und im Gesamt-Lysat des linken Ventrikels aus Proben von Herzspendern (n = 5) und insuffizienter Herzen (n = 9). * = $p < 0,05$.

Dieser erhöhte Nachweis von Cytochrom c im Zytosol insuffizienter Herzen lässt auf eine vermehrte Freisetzung von Cytochrom c aus den Mitochondrien zur Aktivierung der Caspase-9 schließen. In der Tat fand sich eine Zunahme der Aktivierung der Caspase-9 im insuffizienten Myokard. Gleichzeitig konnte die inhibitorische Isoform Caspase-9S nur im gesunden Spendermyokard nachgewiesen werden (Abb. 6) (24). Insgesamt fand sich der intrinsische Weg der Caspasenaktivierung im aktivierten Zustand mit gleichzeitiger Hemmung der antiapoptotischen Proteine. Im terminal insuffizienten menschlichen Myokard kann man somit von einer Aktivierung des intrinsischen Weges der Apoptose sprechen.

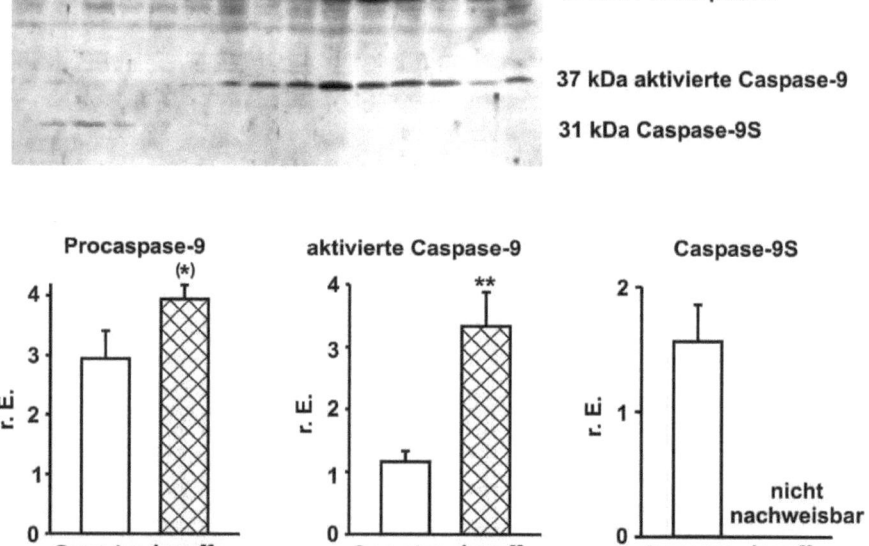

Abbildung 6: Vergleich der linksventrikulären Procaspase-9, der aktivierten Caspase-9 und der inhibitorischen Caspase-9S im terminal insuffizienten Herzen (Insuff.) mit gesunden Spenderherzen (Spender).

Die Immunoblotanalyse zeigt einen Anstieg der Procaspase-9 um 25%, der aktivierten Caspase-9 um 65% und ein Vorliegen der inhibitorischen Caspase-9S unter der Nachweisgrenze im insuffizienten Myokard. (*) = $p < 0.1$; ** = $p < 0.01$

Beim Todesrezeptor aktivierten, extrinsischen Weg zeigte sich ein ähnliches Bild. So fand sich im terminal insuffizienten Myokard eine Hochregulation der aktivierten Caspase-8 bei gleichzeitiger Herabregulation der inhibitorische FLIP-Proteine (Abb. 7) (24). Somit sind im terminal insuffizienten Myokard beide apoptotischen Aktivierungswege auf der Ebene der Initiatorcaspasen aktiviert. Parallel dazu waren deren spezifische Inhibitoren herabreguliert.

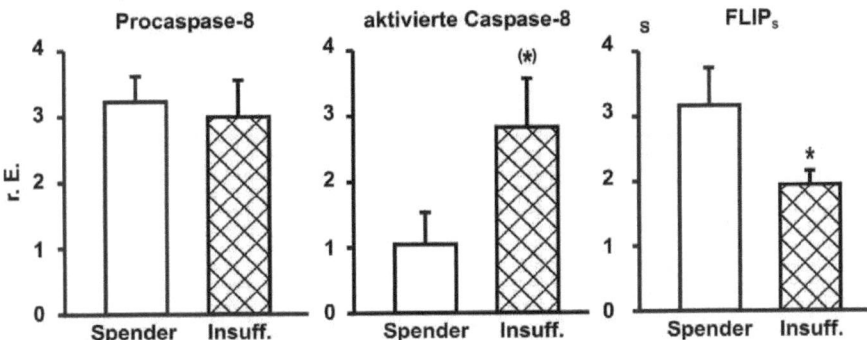

Abbildung 7: Vergleich der linksventrikulären Procaspase-8, der aktivierten Caspase-8 und des inhibitorischen FLIP$_S$ im terminal insuffizienten Herzen (Insuff.) mit gesunden Spenderherzen (Spender).
Die Immunoblotanalyse zeigt einen Anstieg der aktivierten Caspase-8 um 62%, wobei die Procaspase-8 im insuffizienten Myokard nicht verändert war. Das inhibitorische FLIP$_S$ war im insuffizienten Myokard deutlich reduziert. (*) = p < 0,1; * = p < 0,05.

Die IAP Proteine, als unspezifische Inhibitoren sowohl der Initiatorcaspasen-8 und -9 wie auch der Effektorcaspase-3 waren im insuffizienten Myokard ebenfalls deutlich reduziert (24).

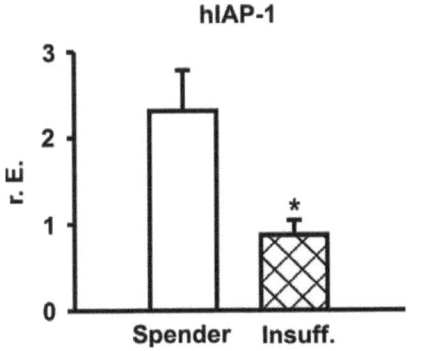
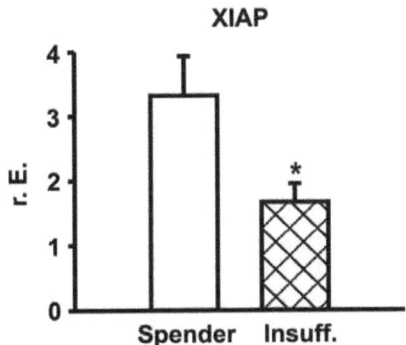

Abbildung 8: Vergleich der linksventrikulären IAP-Proteine hIAP-1 und XIAP im terminal insuffizienten Herzen (Insuff.) mit gesunden Spenderherzen (Spender).
Die Immunoblotanalyse zeigt eine signifikante Reduktion von hIAP-1 und XIAP im menschlichen insuffizienten Myokard. * = p < 0,05.

Dieser Zustand der Aktivierung der Initiatorcaspasen und Reduktion der spezifischen und unspezifischen Inhibitoren sollte eine Aktivierung der Caspase-3 begünstigen, welche als zentrale Effektorcaspase eine Schlüsselfunktion zur spezifischen Spaltung zahlreicher zellulärer Proteine einnimmt. Trotz Aktivierung der Initiatorcaspasen konnten wir weder eine Aktivierung der Caspase-3 nachweisen, obwohl wir unterschiedliche spezifische Antikörper verwendeten (Abb. 9a + b), noch eine Spaltung des spezifischen Substrates Gelsolin, welches in ungespaltener Form als Inhibitor der Caspase-3 Aktivierung fungiert (Abb. 9c) (24).

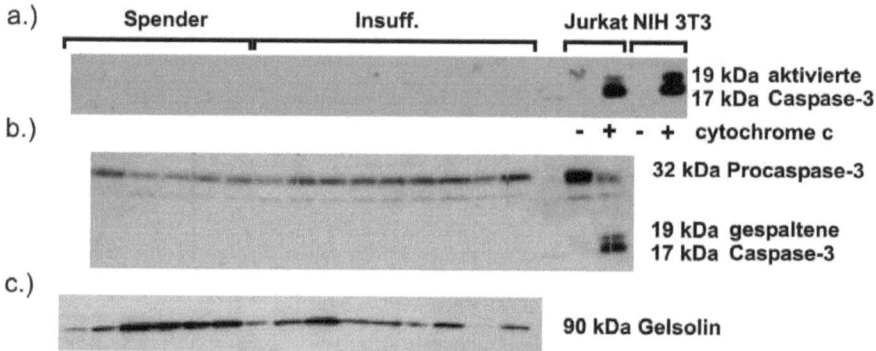

Abbildung 9: Vergleich der linksventrikulären Procaspas-3, Caspase-3 und Gelsolin im terminal insuffizienten Herzen (Insuff.) mit gesunden Spenderherzen (Spender).
Mittels Immunoblotanalyse konnte die 17 und 19 kDa aktivierte Caspase-3 lediglich in Zelllysaten von mit Cytochrom c behandelten Jurkat und NIH 3T3 Zellextrakten nachgewiesen werden. Weder im insuffizienten noch im Spendermyokard fand sich die aktivierte Form der Caspase-3, unabhängig davon, ob ein für die aktivierte Form der Caspase-3 spezifischer Antikörper (a) oder ein für die nicht-aktivierte und aktivierte Caspase-3 spezifischer Antikörper (b) verwendet wurde. Gelsolin, als potentielles Substrat der Caspase-3, war ebenfalls nicht gespalten (c).

Aufgrund der dargestellten Ergebnisse lässt sich der Zustand des apoptotischen Prozesses im terminal insuffizienten Myokard folgendermaßen zusammenfassen: beide Apoptosewege (intrinsich wie extrinsisch) sind inklusive der Initiatorcaspasen aktiviert bzw. deren Inhibitoren herunterreguliert. Trotz allem kommt es zu keiner Aktivierung der Effektorcaspase-3, so dass die Kaskade der Caspasenaktivierung in einem noch fragilen Gleichgewicht zu sein scheint. Dennoch sollten die beobachteten Veränderungen Auswirkungen auf das insuffiziente Myokard haben. Der Cytochrom c Verlust dient als Erklärung für die beobachtete Einschränkung der ATP Synthese im insuffizienten Myokard (25). Darüber hinaus wird durch den Cytochrom c Verlust, wie bereits oben erwähnt, die Bildung freier Sauerstoffradikale in den Mitochondrien (47) und so das Eintreten eines nekrotischen Zelltodes begünstigt, welches im terminal insuffizienten Myokard bereits beobachtet werden konnte (48). Des weiteren scheint das insuffiziente Myokard unter diesen Bedingungen auch erheblich anfälliger gegenüber einer ischämischen Schädigung zu sein (49).

Zusammenfassend lässt sich somit auch für die Aktivierung des Caspasensystems im insuffizienten Myokard festhalten: Trotz deutlicher Aktivierung von Teilen der Caspasenkaskade ist das System nicht komplett aktiviert, so dass es noch nicht zum Eintreten irreversibler Veränderungen gekommen ist. Somit sollten auch die Veränderungen im Caspasensystem mittels therapeutischer Maßnahmen angehbar und reversibel sein.

2. Mögliche therapeutische Optionen zur Behandlung der Herzinsuffizienz

2.1. Hämodynamische Entlastung des terminal insuffizienten Myokards mittels ventricular assist device (VAD)

In Deutschland werden pro Jahr knapp 1000 Patienten mit terminaler Herzinsuffizienz zur Herztransplantation gelistet. Es stehen aber nur etwa 500 Spenderorgane zur Transplantation mit weiterhin sinkender Tendenz zur Verfügung (50). Dieses Missverhältnis zwischen Organnachfrage und –angebot und die damit verbundene Wartezeit, der Bedarf an Interventionsmöglichkeiten bei akutem Herzversagen und die Frage nach einer definitiven Behandlungsoption bei Patienten, die keiner Herztransplantation zugänglich sind, führte zur Entwicklung von sog. Kunstherzunterstützungssystemen („ventricular assist devices", VAD). Die Systeme reduzieren die Volumenbelastung des Herzens, erhöhen die kardiale Auswurfleistung mit einer Normalisierung des systemischen Blutdrucks und führen über eine gesteigerte Durchblutung der Organe zu einer besseren Organfunktion (51). Typische Komplikationen wie Infektionen, thrombembolische Ereignisse oder Blutungen stellen allerdings eine Einschränkung dieser Therapieform dar. Derzeit werden VADs in Deutschland hauptsächlich als Überbrückungstherapie bis zur Herztransplantation eingesetzt („bridge to transplantation"). In seltenen Fällen gelingt es, das Unterstützungssystem nach Erholung des Herzens zu entfernen („bridge to recovery") (52, 53). Als potentielle Erklärung hierfür dient ein mit „reverse remodeling" bezeichneter Prozess. Dieser beinhaltet die Rückbildung der strukturellen und funktionellen Veränderungen im chronisch insuffizienten Herzen. Die ursächlichen molekularen Mechanismen hierfür sind bisher noch weitgehend unklar. Ob es sich hierbei tatsächlich um eine Umkehr des ventrikulären „remodeling" handelt ist noch längst nicht bewiesen, wenngleich etliche Forschungsergebnisse darauf hindeuten.

2.1.1. Reversibilität der apoptotischen Veränderungen im insuffizienten Myokard durch hämodynamische Entlastung mittels ventricular assist device (VAD)

Da das Auftreten apoptotischer Veränderungen im insuffizienten Myokard für die Progression der Erkrankung mit verantwortlich gemacht wird, ist es denkbar, dass eine hämodynamische Entlastung mittels VAD zur Reversibilität dieser Veränderungen beiträgt. So gibt es Hinweise, dass sich die Genexpression von Regulatoren der Apoptose bei Kardiomyozyten unter chronischer mechanischer Entlastungstherapie ändert. Beispielsweise kam es unter hämodynamischer Entlastung mittels VAD zur reversiblen Regulation von BCL-x_L, einem antiapoptotischen Vertreter der BCL-2 Familie (54). Das myokardiale Fas-System (Apo-1/CD95) stellt einen weiteren Mechanismus dar, der die Apoptose im Myokard steuert. Dieses System zeigt eine auffallende Empfindlichkeit gegenüber Veränderungen von Druck- und Volumenbelastungen des Herzens, wie sie bei Herzinsuffizienz auftreten (55). Eine Untersuchung der antiapoptotisch wirkenden Fas-Isoform, FasExo6Del, zeigte eine Normalisierung seiner Expression unter mechanischer Unterstützungstherapie (54). Darüber hinaus konnte auch für die im terminal insuffizienten Herzen erhöht exprimierte iNOS ein günstiger Effekt gezeigt werden. Wie bereits oben dargestellt kann die iNOS zur Auslösung des intrinsischen Aktivierungsweges der Apoptose beitragen. Durch hämodynamische Entlastung mittels VAD konnte die Rate der Kardiomyozytenapoptose deutlich gesenkt werden (56).

Wir untersuchten die Genexpression des Apoptose-vermittelnden Caspasensystems und deren endogene Inhibitoren im terminal insuffizienten Myokard unmittelbar vor Implantation eines VAD und zum Zeitpunkt der Explantation des Kunstherzsystems, also nach einer Phase der hämodynamischen Entlastung (57). Unter der hämodynamischen Entlastung, welche als „bridge to transplantation" eingesetzt wurde, zeigte sich eine signifikante Reduktion des Überlast anzeigenden linksventrikulären Pro-ANP. Dies bestätigt die effektive hämodynamische Entlastung unter der Kunstherztherapie (57). Trotz der deutlichen hämodynamischen Entlastung fanden sich nur geringe Veränderungen der Genexpression des Caspasensystems. Es konnte lediglich für die antiapoptotischen, unspezifischen Caspaseninhibitoren hIAP-1 und XIAP eine Erhöhung der mRNA-Expression nachgewiesen werden (57). Allerdings zeigte sich eine Altersabhängigkeit der Erholung der Genexpression der antiapoptotischen Proteine der Caspasenkaskade. So fand sich eine negative Korrelation mit dem Alter der Patienten für die unspezifischen antiapoptotischen Proteine hIAP-1 und hIAP-2, wie auch für das die Caspase-8 inhibierende $FLIP_L$ (Abb. 10).

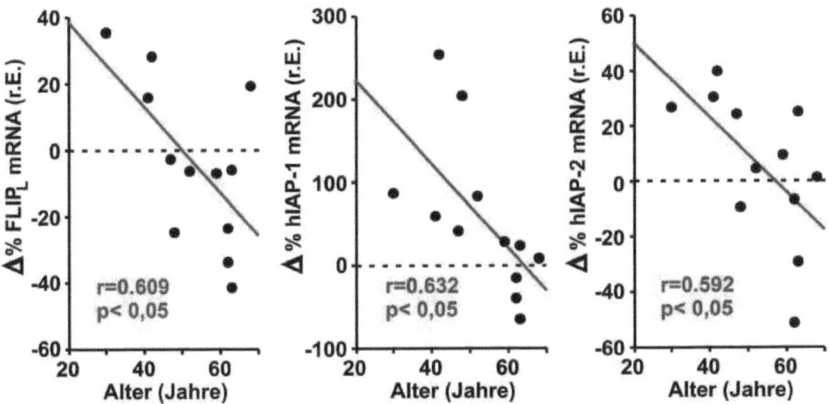

Abbildung 10: Altersabhängige Genexpressionsveränderung unter hämodynamischer Entlastung mittels VAD.
Unter hämodynamischer Entlastung mittels VAD zeigte sich lediglich bei den jüngeren Patienten eine Verbesserung der Genexpression der antiapoptotischen Proteine $FLIP_L$, hIAP-1 und hIAP-2 wohingegen es bei den älteren Patienten zu einer Verschlechterung kam (n=12).

Obwohl es vielversprechende Hinweise gibt, dass es unter hämodynamischer Entlastung mittels VAD zur Erholung des insuffizienten Myokards kommt, deuten unsere Untersuchungen darauf hin, dass dieses Erholungspotential vor allem bei jüngeren Patienten vorhanden zu sein scheint.

Bereits heute sind mehr als 20% der Menschen mindestens 60 Jahre alt; der Anteil der über 75-Jährigen wird sich in den nächsten 30 Jahren mehr als verdoppeln. Die ischämische Herzkrankheit, welche, wie bereits oben dargestellt, eine der Hauptursachen der terminalen Herzinsuffizienz ist, wird auch im Jahr 2020 laut WHO-Bericht „Global burden of disease Study" die Nr. 1 der weltweiten Todesursachen sein (58). So ist davon auszugehen, dass der Anteil der Patienten mit ischämisch bedingter Herzinsuffizienz und höherem Alter in den nächsten Jahren deutlich zunehmen wird. Demgegenüber erscheint die Therapieform der hämodynamischen Entlastung mittels Kunstherz, deren Ziel ein „bridge to recovery" sein sollte, für diese Altersgruppe trotz steigendem Bedarf aufgrund unserer Daten eher weniger Erfolg versprechend.

2.2. Einsatz von adulten Stammzellen zur kardiovaskulären Regeneration

Die gegenwärtige Behandlung der Herzinsuffizienz basiert auf der Therapie ihrer Ursachen (z. B. Ischämie, arterielle Hypertonie, Klappenerkrankungen) und der neurohumoralen Blockade. Das Vorliegen einer myokardialen Mikrozirkulationsstörung im insuffizienten Myokard wird als eine weitere Ursache in der Pathogenese der Herzinsuffizienz angesehen und sollte als therapeutisches Ziel angegangen werden (59). Da die Ischämie als eine der Hauptursachen für das Eintreten der Apoptose und letztendlich der Herzinsuffizienz verantwortlich gemacht wird, sollte eine Verbesserung der Mikrozirkulation des ischämischen Myokards dazu führen, dass eine dadurch induzierte mögliche Regeneration des Myokards gegenüber dem Auftreten oder dem Fortbestand der Apoptose überwiegt.

Eine Verbesserung der Perfusion im adulten ischämischen Myokard kann im Wesentlichen über drei Prozesse vermittelt werden: 1. Angiogenese, 2. Arteriogenese und 3. Vaskulogenese. Die Angiogenese bezeichnet die Neubildung von Kapillaren aus bestehenden Blutgefäßen durch Migration und Proliferation bereits existierender Endothelzellen, während die Arteriogenese auf der Bildung von Kollateralarterien durch strukturelles Remodeling von bereits existierenden Arteriolen basiert (60-62). Andererseits weisen Untersuchungen auf die Beteiligung endothelialer Progenitorzellen (EPCs) an der Neovaskularisation hin (63, 64). In

Analogie zur embryonalen Entwicklung des Gefäßsystems aus primitiven endothelialen Progenitorzellen (Angioblasten) bezeichnet man diesen Prozess als Vaskulogenese (65).

Asahara *et al.* berichteten 1997 über zirkulierende endotheliale Progenitorzellen (EPCs), welche nach magnetischer Separation mittels CD34 Antikörpern aus dem peripheren Blut von Menschen und Proliferation *in vitro* endotheliale Genexpressionsmuster zeigten und nach Transplantation im Hinterlaufischämiemodel der Maus in neu entstandene Gefäße inkorporierten (64). Zahlreiche Arbeitsgruppen konnten diese grundlegenden Erkenntnisse reproduzieren. Zudem wurde gezeigt, dass diese Zellen durch Wachstumsfaktoren und/oder Zytokine mobilisiert werden (66), sich in geschädigten Gewebebereichen anreichern (67, 68) und sich darüber hinaus in neu entstandene Gefäße integrieren (69).

Die zirkulierenden EPCs, die aus dem Knochenmark freigesetzt werden, stammen zumindest teilweise von hämatopoetischen Stammzellen ab und verfügen über ähnliche Funktionen wie embryonale Angioblasten. Verschiedene Zellpopulationen wurden bisher als Vorläufer der EPCs identifiziert. Beispielsweise können isolierte $CD34^+$ oder $CD133^+$ hämatopoetische Stammzellen in vitro zu endothelialen Zellen differenzieren (64, 70, 71). EPCs können zudem aus peripheren mononukleären (MNC), $CD14^+$ oder $CD14^-$ Zellen gewonnen werden (72-74). Die aus diesen Zellpopulationen isolierten EPCs exprimieren endotheliale Markerproteine wie VEGF Rezeptor 2 (KDR), von Willebrand Faktor, CD146 und eNOS (64, 75-77).

Nach Induktion einer Ischämie werden im ischämischen Gewebe eine Reihe von Wachstumsfaktoren hochreguliert, wie z. B. „vascular endothelial growth factor" (VEGF) und „stromal-cell derived factor-1" (SDF-1), welche die zirkulierenden Progenitorzellen attrahieren (78-82). Danach folgen die Adhäsion, die transendotheliale Migration und die Invasion in das ischämische Gewebe sowie die Proliferation und Differenzierung der Zellen *in situ*.

Diese günstigen Eigenschaften der EPCs zur Therapie des Myokardinfarktes konnten in einer Studie von Kocher *et al.* bestätigt werden (83). Die Arbeitsgruppe isolierte humane, durch G-CSF mobilisierte, $CD34^+$ Zellen und injizierte sie zwei Tage nach einem Myokardinfarkt intravenös in athymische Ratten. Sie konnten feststellen, dass die menschlichen $CD34^+$ Zellen in die im Infarktgebiet neu entstandenen Gefäße inkorporierten. Darüber hinaus zeigten die behandelten Tiere eine partielle Erholung ihrer linksventrikulären Funktion, wohingegen die Kontrolltiere eine Verschlechterung der Ventrikelfunktion aufwiesen. Außerdem fand sich in der Spätphase eine Reduktion des myokardialen Untergangs im Grenzgebiet des Infarktes (83). Zusammenfassend lassen sich diese Daten wie folgt interpretieren: $CD34^+$ Zellen begünstigen die Angiogenese, steigern die Gewebeperfusion und verhindern den Verlust chronisch ischämischer Zellen im Infarktrandgebiet. Eine weitere Interpretationsmöglichkeit wäre eine Produktion parakriner Faktoren durch die CD34$^+$ Zellen, unabhängig von ihrer Inkorporation in die neu entstandenen Gefäße. Dieser Wirkmechanismus konnte auch in einer Untersuchung mit EPCs, welche von Monozyten bzw. Makrophagen abgeleitet wurden, bestätigt werden. Hierbei wurde die Sekretion von VEGF, HGF, G-CSF und GM-CSF durch diese Zellen gezeigt (84). Weitere Arbeitsgruppen, welche mit Progenitorzellen aus dem Knochenmark arbeiteten, unterstützen diesen Wirkmechanismus (85). Zudem wurde eine Steigerung der angiogenen Zytokinproduktion unter hypoxischen Bedingungen belegt (86). Obwohl EPCs mittlerweile bei der Therapie des akuten Myokardinfarktes zur Verbesserung der kardialen Ischämie zunehmend eingesetzt werden, sollten deren Wirkmechanismen genauer untersucht werden.

2.2.1. Mobilisation von adulten Stammzellen

Zahlreiche Studien konnten zeigen, dass eine vermehrte Mobilisation von Stammzellen zu einer Verbesserung der endothelialen Regeneration und der Neovaskularisation führte (87). Die Mechanismen, die zur Mobilisation von EPCs aus dem Knochenmark und anderen potentiellen Gewebepools ins periphere Blut führen, waren in den vergangenen Jahren Gegenstand intensiver Forschung. Obwohl eine Vielzahl von Faktoren im Zusammenhang mit einer Erhöhung der Anzahl der Progenitorzellen im peripheren Blut identifiziert werden konnten, bleiben ihre genaue Rolle und ihre gegenseitige Wechselwirkung noch zu klären. So wurden beispielsweise das Eintreten einer traumatischen Gefäßverletzung (80), Gewebeischämie beim akuten Myokardinfarkt (79), sportliche Betätigung (88) oder Tumorwachstum (89) als endogene physiologische Stimulatoren der Mobilisation der EPCs identifiziert. Angiogene Wachstumsfaktoren wie VEGF und Zytokine/Chemokine wie SDF-1 dienen in diesem Zusammenhang als Mediatoren. Auch zur Mobilisation von hämatopoetischen Stammzellen verwendete Substanzen wie G-CSF, GM-CSF (78) und Erythropoetin (90) erbrachten eine Steigerung der Zellzahl der EPCs im peripheren Blut. Selbst Statine, welche in erster Linie zur Behandlung der Hyperlipidämie eingesetzt werden, konnten als EPC-mobilisierende und funktionsverbessernde Substanzen identifiziert werden (76, 91) (Abb. 11).

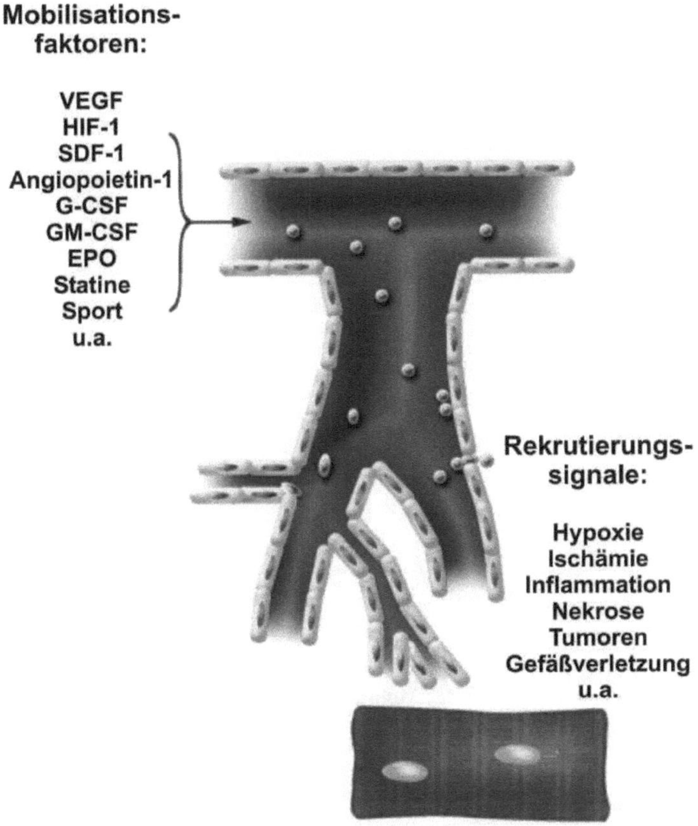

**Mobilisations-
faktoren:**

VEGF
HIF-1
SDF-1
Angiopoietin-1
G-CSF
GM-CSF
EPO
Statine
Sport
u.a.

**Rekrutierungs-
signale:**

Hypoxie
Ischämie
Inflammation
Nekrose
Tumoren
Gefäßverletzung
u.a.

Abbildung 11: Mobilisation und Homing von EPCs (modifiziert nach Dimmeler S. *et al.* (87).

Nach intravaskulärer Freisetzung oder Mobilisation der EPCs aus dem Knochenmark wandern diese Zellen aufgrund multipler Signale in Richtung geschädigter Gewebe. Das Homing wird durch zahlreiche Zwischenschritte vermittelt, einschließlich der initialen Adhäsion, Transmigration, und Invasion. Die molekularen Mechanismen, die zu diesen Vorgängen beitragen, können zwischen den Zelltypen variieren.

Im Gegensatz dazu führen Risikofaktoren der koronaren Herzkrankheit wie Hypercholesterinämie, Rauchen, arterielle Hypertonie und Diabetes mellitus zu einer eingeschränkten Mobilisationsfähigkeit der EPCs (77, 92).

In einem Risikokollektiv von Patienten mit koronarer Herzkrankheit, welche zur koronaren Revaskularisation anstanden, untersuchten wir die Mobilisierungsfähigkeit der EPCs (CD34$^+$

und CD133$^+$) in das periphere Blut und versuchten gleichzeitig hierfür verantwortliche Zyto-/Chemokine zu identifizieren (93). Bereits präoperativ stellten wir fest, dass das Alter der Patienten derjenige Faktor war, welcher die Zahl der EPCs im Blut am stärksten beeinflusste. Zudem konnte VEGF als Mobilisator der EPCs präoperativ bestätigt werden. Auch hier war die Plasmakonzentration altersabhängig erniedrigt (Abb.12).

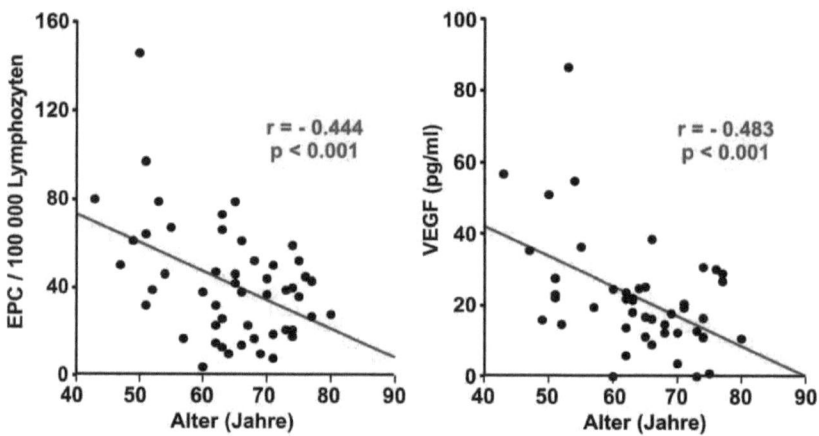

Abbildung 12: Altersabhängigkeit der Mobilisation von EPCs und VEGF.
Altersabhängige präoperative Reduktion der EPCs und von VEGF im Blut von Patienten, die zur aortokoronaren Bypassoperation anstanden (n = 50).

Durch die aortokoronare Bypass-Operation (ACB-Operation) kam es bei allen Patienten zur Mobilisation der EPCs ins Blut, allerdings wiesen die älteren Patienten über den gesamten Beobachtungszeitraum signifikant niedrigere EPC-Zahlen und VEGF-Konzentrationen im Blut auf (93) (Abb. 13). Interessanterweise zeigte sich bei der ältesten Gruppe ein signifikant geringerer Anstieg des VEGF 6 Stunden postoperativ, der sich nicht in einer reduzierten EPC Freisetzung umsetzte (Abb. 13). Daher wird VEGF nicht der alleinige Faktor sein, der hierbei beteiligt ist.

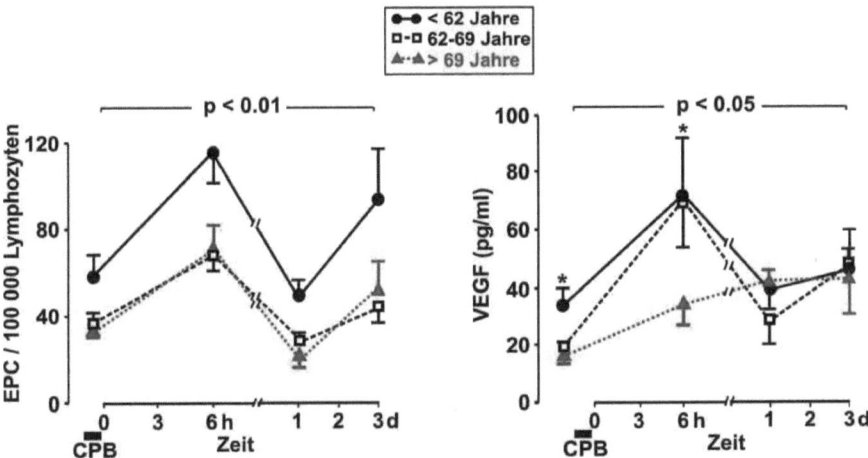

Abbildung 13: Altersabhängigkeit der Mobilisation von EPCs und VEGF nach ACB-Operation.
Zwischen der Altersgruppe der < 62 Jährigen und der > 69 Jährigen fand sich ein signifikanter Unterschied über den gesamten Beobachtungszeitraum für die Zahl der EPCs im Blut und den VEGF-Plasmaspiegel. CPB = cardiopulmonary bypass.

Zusammenfassend konnten wir in dieser Studie zeigen, dass die Zahl der zirkulierenden EPCs in Patienten mit stabiler koronarer Herzerkrankung mit zunehmendem Alter abnahm und der Plasmaspiegel von VEGF ebenso altersabhängig reduziert war. Diese Veränderungen waren weder durch das Vorliegen kardiovaskulärer Risikofaktoren noch durch Einschränkung der Herzfunktion zu erklären. Das operative Trauma induzierte zwar die Mobilisation der EPCs ins Blut, jedoch geschah dies bei den älteren Patienten auf einem konstant niedrigeren Niveau als bei den jüngeren Patienten (Abb. 13). Somit lässt sich schlussfolgernd konstatieren: obwohl EPCs eine zusätzliche Option in der Behandlung der koronaren Herzerkrankung bzw. der ischämischen Kardiomyopathie darstellen könnten, dürfte diese therapeutische Option bei älteren Patienten wegen der geringeren EPC-Zellzahlen und der erniedrigten VEGF-Plasmaspiegel schwieriger durchführbar sein. Somit sollten gerade in Bezug auf dieses Patientenkollektiv weitere Anstrengungen unternommen werden, um Strategien zu entwickeln, die zum besseren Verständnis der spezifischen Veränderungen der EPCs im Alter beitragen. Diese sollten auch Überlegungen zur Verbesserung der Mobilisation der EPCs *in vivo* und zur Erhöhung der Zahl und Funktion der EPCs *ex vivo* mit einschließen.

2.2.2. Funktionelle Veränderungen von adulten Stammzellen im Alter

Neben den Veränderungen der Zellzahl der EPCs im höheren Lebensalter scheint auch die Funktion der EPCs von älteren Personen beeinträchtigt zu sein. So wurde ein geringeres Überleben, eine reduzierte Proliferation und eine eingeschränkte Migrationsfähigkeit der EPCs bei älteren Personen nachgewiesen (94). Zudem konnte im Tierversuch gezeigt werden, dass nur eine Behandlung mit EPCs von jüngeren Tieren das Fortschreiten atherosklerotischer Veränderungen reduziert (95) und die im Alter eingeschränkte Fähigkeit zur Neovaskularisation verbessert (96). Veränderungen des Hormonhaushaltes nach der Menopause der Frauen scheinen hierbei ebenfalls eine Rolle zu spielen. So konnte gleichzeitig mit der Reduktion der Östrogenspiegel eine Reduktion der EPC-Zellzahl (97), eine Einschränkung der Telomeraseaktivität (98), welche das Fortschreiten der Seneszenz in EPCs verhindert, sowie eine Abnahme der Bildung und Mobilisation der EPCs gezeigt werden (99). Zudem kommt es im Alter auch zu Veränderungen der EPC mobilisierenden und Angiogenese fördernden Zyto-/Chemokine. Beispielsweise sind die Plasmaspiegel von VEGF im Alter reduziert (93, 100) und die NO-Produktion nimmt mit dem Alter ab (101). Dieses hat eine Einschränkung der Mobilisation, Migration und Proliferation der EPCs zur Folge (102). Somit scheint das Alter die Neubildung, die Mobilisation und die Funktion der EPCs ungünstig zu beeinflussen. Auch altersspezifische Gewebe- bzw. Milieuveränderungen scheinen sich unvorteilhaft auf das Verhalten der EPCs auszuwirken scheinen. Die Bildung von „Advanced Gycation Endproducts" (AGEs) ist mit zunehmendem Alter erhöht und wird besonders bei Diabetikern als eine der Hauptursachen für das Auftreten von Gefäßschäden verantwortlich gemacht (103). AGEs sind das Ergebnis einer nicht-enzymatischen Reaktion zwischen den Aminogruppen von Proteinen mit Glukose, welche nach post-translationaler Modifikation zur Quervernetzung von Proteinen und Peptiden führt. Diese AGE-bedingten Veränderungen führen zu zellulärem Stress und Dysfunktion von Geweben, wobei die Wirkungsweise direkt oder über Rezeptoren vermittelt werden kann (104). Bei direktem Einfluss der AGEs kommt es durch die Quervernetzung zur Veränderung der strukturellen Integrität des Gewebes und von Molekülen, so dass daraus eine Einschränkung der Funktion resultiert (105, 106). Bei der Rezeptor-vermittelten Wirkungsweise wird durch spezifische Bindung an Zelloberflächenmolekülen, wie den Rezeptor für AGEs (RAGE) und anderen (104), eine Aktivierung unterschiedlicher subzellulärer Reaktionen, wie z. B. eine Erhöhung der Expression inflammatorischer Zytokine und Adhäsionsmoleküle oder die Induktion von oxidativem Stress ausgelöst (107, 108).

Auch unsere Arbeitsgruppe untersuchte die Bedeutung der AGEs in der Perikardflüssigkeit von Patienten, die sich einer Herzoperation unterzogen, hinsichtlich ihres prognostischen Wertes im postoperativen Verlauf. In dieser Studie konnte eine Korrelation zwischen dem Alter der Patienten und der Menge der AGEs in der Perikardflüssigkeit hergestellt werden (109). Darüber hinaus fand sich mit zunehmenden AGE-Konzentrationen in der Perikardflüssigkeit eine deutliche Abnahme der Herzfunktion. Dies weist auf eine Bedeutung der AGEs im Zusammenhang mit dem Vorliegen einer Herzinsuffizienz hin (109). Insgesamt ließen sich die AGEs als besserer Biomarker als das Alter der Patienten für das operative Risiko bzw. den perioperativen Verlauf identifizieren.

Aufgrund dieser Studien untersuchten wir den Einfluss der AGEs auf das funktionelle Verhalten der EPCs, um so die Bedeutung dieses alterstypischen Parameters für die beschriebenen Funktionsverluste der EPCs im Alter zu überprüfen. Hierzu entwickelten wir einen dreidimensionalen Angiogeneseassay, bei dem eine Co-Kultur von Endothelzellen mit EPCs als Shäroid in einer Collagenmatrix erfolgte (Abb. 14).

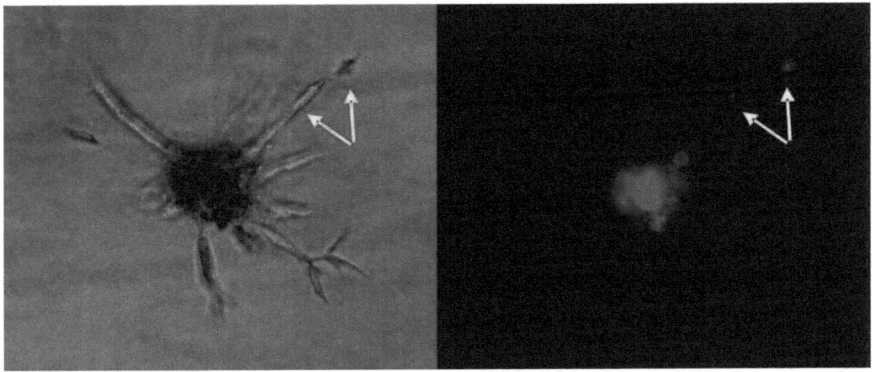

Abbildung 14: Dreidimensionaler Angiogeneseassay aus Endothelzellen (HUVECs) und CD34$^+$-Zellen.
Im Phasenkontrastmikroskop sieht man die entstehenden Aussprossungen (Sprouts) aus den Sphäroiden, welche eine Längenquantifizierung nach dreitägiger Kultur zulassen (linkes Bild). Im Fluoreszenzmikroskop zeigt sich der Einbau der rot gefärbten CD34$^+$-Zellen in die entstandenen Aussprossungen (durch Pfeile markiert, rechtes Bild).

Hierbei konnten wir zeigen, dass die Länge der Aussprossungen (Sprouts) pro Sphäroid und der Einbau der EPCs in die Aussprossungen durch eine Behandlung mit steigenden AGE-Konzentrationen abnehmen (110) (Abb. 15).

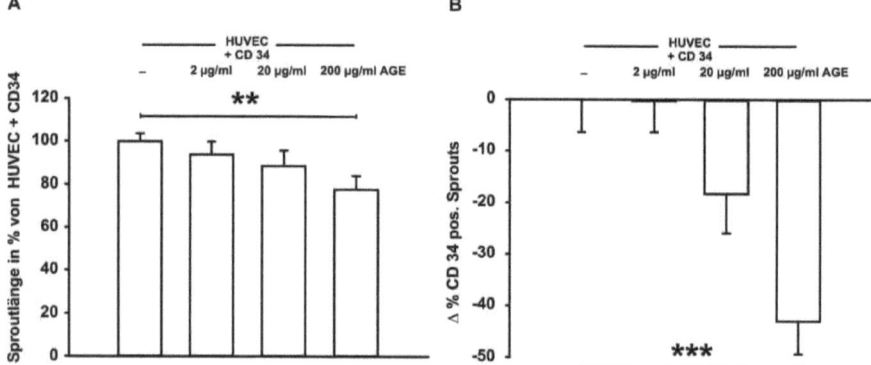

Abbildung 15: Effekt unterschiedlicher AGE-Konzentrationen auf das kumulative Sproutlängenwachstum (A) und den Einbau von CD34$^+$ Zellen in die Sprouts (B).
Steigende AGE-Konzentrationen inhibieren sowohl das Längenwachstum der Sprouts wie auch den Einbau der CD34$^+$ Zellen in die Sprouts. Die Daten sind prozentual dargestellt in Bezug auf die Daten der co-kultivierten CD34$^+$ Zellen mit den HUVECs ohne AGEs. ** = p < 0,01; *** = p < 0,001.

Die Reduktion des Einbaus der EPCs in die Sprouts konnte nicht durch die AGE-bedingte Reduktion der Sproutlängenbildung erklärt werden, da die Reduktion des EPC-Einbaus bei unterschiedlich langen Sprouts gleich ausgeprägt war (110). Diese Daten weisen somit auf eine AGE-bedingte Hemmung der Inkorporation der EPCs in die Sprouts und auf eine Migrationshemmung hin. Darüber hinaus wurde gezeigt, dass AGEs das Auftreten apoptotischer Veränderungen in den kultivierten EPCs steigern (110). Als Signaltransduktionsweg identifizierten wir eine durch die AGEs vermittelte Aktivierung der MAP-Kinasen p38 und p44/p42.

Zusammenfassend lässt sich feststellen: AGEs spielen eine pathophysiologische Rolle im Rahmen der Dysfunktion der EPCs in alten Patienten und können als Ursache für die oben beschriebenen Alters- bzw. Diabetes-bedingten Funktionseinschränkungen mit in Betracht gezogen werden.

2.2.3. Mechanismen der Neovaskularisation durch adulte Stammzellen

Obwohl in zahlreichen experimentellen wie auch klinischen Studien das therapeutische Potential der EPCs zur Neovaskularisation gezeigt wurde, sind die genauen Mechanismen, die zur offensichtlichen Verbesserung der Perfusion beitragen, noch unklar. Als mögliche Mechanismen müssen die drei unterschiedlichen Prozesse der Gefäßneubildung (Angiogenese, Vaskulogenese und Arteriogenese) in Betracht gezogen werden. In der Tat scheint eine direkte Inkorporation der EPCs in die neu entstandenen Gefäße (Vaskulogenese) eine deutlich geringere Bedeutung zu haben als ursprünglich angenommen. In unterschiedlichen Ischämiemodellen variierte der Anteil der in die neu entstandenen Gefäße inkorporierten EPCs zwischen 0% und 56% (74, 85). Unter physiologischen Bedingungen beträgt die Inkorporationsrate der EPCs in die neu entstandenen Gefäße um 1% (69). Dieser Anteil kann durch das Auftreten von Gewebeischämie, Gefäßverletzung und therapeutische Applikation großer EPC-Zellzahlen oder medikamentöse Mobilisation mittels Statinen deutlich gesteigert werden. (72, 91). Andererseits gibt es Hinweise, dass EPCs nicht durch Inkorporation in die neu entstandenen Gefäße zur Verbesserung der Perfusion ischämischen Gewebes beitragen, sondern durch perivaskuläre Integration, um dort durch Verbesserung des Gewebemilieus und parakrine Sekretion von Zyto-/Chemokinen zur Angiogenese beizutragen (85). Dieser Wirkmechanismus wird durch die Fähigkeit der EPCs zur Sekretion zahlreicher angiogener Zyto-/Chemokine unterstützt (111).

Aufgrund dieser Hinweise haben wir uns mit der Fähigkeit der EPCs zur parakrinen Sekretion und der dadurch induzierten Verbesserung der Angiogenese beschäftigt. Hierzu entwickelten wir ein *in vitro* Angiogenesemodell, in dem wir eine getrennte dreidimensionale-Kultur von $CD34^+$ Zellen und Endothelzellsphäroiden anlegten. Mit Hilfe dieses Modells war es uns möglich, zu überprüfen, ob $CD34^+$ Zellen in der Lage sind durch parakrine Sekretion von Zyoto-/Chemokinen die Endothelzellsphäroide zur Angiogenese anzuregen. Darüber hinaus wollten wir untersuchen, ob gleichzeitig das Wachstumsverhalten der entstandenen Sprouts in Richtung der $CD34^+$ Zellen erfolgt (Abb. 16 und 17). Da die meisten Studien im Rahmen der Stammzelltherapie entweder in Ischämiemodellen oder unter normoxischen *in vitro* Bedingungen durchgeführt wurden, haben wir unser Model zur Reduktion inflammatorischer Einflüsse auf die beiden Zelltypen $CD34^+$ Zellen und HUVECs beschränkt und führten die Analysen unter normoxischen (20% Sauerstoffsättigung) und hypoxischen (1% Sauerstoffsättigung) Bedingungen durch.

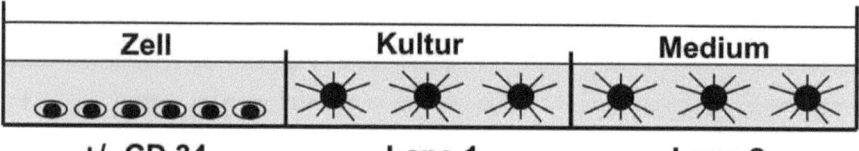

Abbildung 16: 3-dimensionales in vitro Angiogenesemodell zur getrennten Kultur von CD34⁺ Zellen und Endothelzellsphäroiden.

Die getrennte Kultur von CD34⁺ Zellen und Endothelzellsphäroiden ermöglicht die Überprüfung der parakrinen Sekretion der CD34⁺ Zellen sowie deren Induktion einer gerichteten Angiogenese.

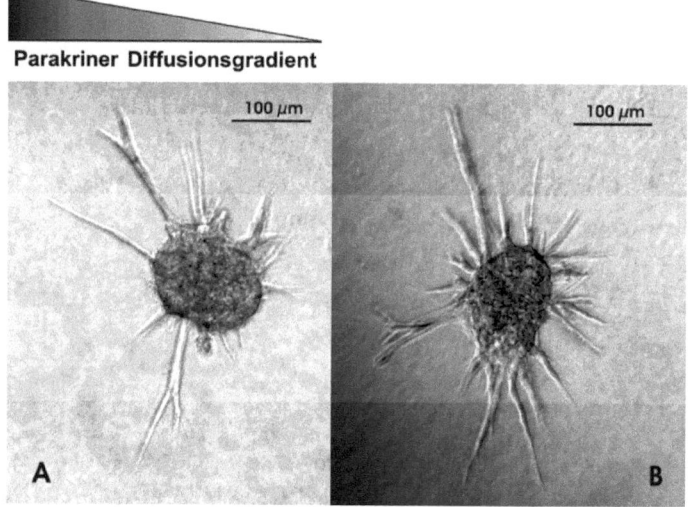

Abbildung 17: Phasenkontrastmikropskopie des 3-dimensionalen in vitro Angiogenesemodells.

Die Sphäroide wurden hinsichtlich des kumulativen Längenwachstums und des Wachstumsrichtungsverhaltens der Sprouts analysiert. A) Beispiel eines Sphäroids mit gerichtetem Sproutwachstum, der Diffusionsgradient ist angezeigt. B) Beispiel eines Kontrollsphäroids.

Zunächst untersuchten wir den Einfluss der Hypoxie auf das kapillarähnliche Sproutlängenwachstum der Endothelzellsphäroide ohne Einfluss der CD34⁺ Zellen. Die Reduktion der O_2-Sättigung von 20% auf 1%, welches die Gewebesituation im ischämischen Myokard simulieren soll, bewirkte eine deutliche Zunahme des kumulativen Sproutlängenwachstums der HUVECs Sphäroide von 1055 µm auf 1684 µm (Abb. 18A).

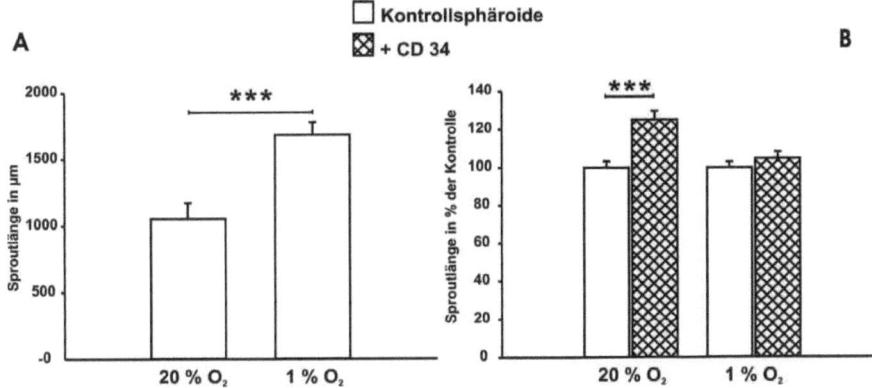

Abbildung 18: Auswirkung der Hypoxie und der Co-Kultur von CD34⁺ Zellen auf das Längenwachstum der Sprouts.
A) Verbesserung des Längenwachstums der HUVECs Sphäroide unter hypoxischen Bedingungen. B) Die zusätzliche Co-Kultur verbesserte das Längenwachstum lediglich unter normoxischen Bedingungen um 25%. *** = $p < 0,001$.

Durch räumlich getrennte Co-Kultur von CD34⁺ Zellen wurde eine Steigerung des Sproutlängenwachstums um 25% unter normoxischen Bedingungen erreicht (Abb. 18B), wohingegen die CD34⁺ Zellen unter hypoxischen Bedingungen nur eine minimale weitere Steigerung des Sproutlängenwachstums bewirkten (Abb. 18B). Somit lässt sich festhalten, dass Hypoxie eine Verbesserung des Sproutlängenwachstums der Endothelzellsphäroide bewirkt. Eine Co-Kultur mit CD34⁺ Zellen mit der Möglichkeit zur parakrinen Stimulation verbessert das Längenwachstum der Endothelzellsphäroide nur unter normoxischen Bedingungen deutlich. Das bereits deutlich verbesserte Längenwachstum unter Hypoxie ist durch die CD34⁺ Co-Kultur nicht zu steigern.

Neben der Analyse des Längenwachstums ermöglicht unser Angiogeneseassay auch eine Beurteilung des gerichteten Wachstums der Endothelzellsphäroidsprouts. Die Bedeutung der Analyse des Richtungswachstums liegt darin, dass eine potenzielle Injektion von Stammzellen direkt in die Infarktregion die Neovaskularisierung in das Infarktgebiet hinein begünstigen würde. Da in unserem Modell die HUVECs Sphäroide der Lane 1 räumlich näher bei den CD34$^+$ Zellen liegen als die der Lane 2 (Abb. 16), sollten die parakrinen Effekte an den Sphäroiden der Lane 1 ausgeprägter sein als an denen der Lane 2. So sollte unter diesen experimentellen Bedingungen das Wachstum von Sprouts bei den Sphäroiden der Lane 1 eher in Richtung der CD34$^+$ Zellen als von diesen weg erfolgen (Abb. 17).

Sowohl unter normoxischen wie auch unter hypoxischen Bedingungen zeigte sich ein deutliches, durch die Co-Kultur von CD34$^+$ Zellen induziertes, Richtungswachstum der Sprouts hin zu den CD34$^+$ Zellen, welches besonders bei den HUVECs Sphäroiden der Lane 1 nachzuweisen war (Abb. 19A u. B).

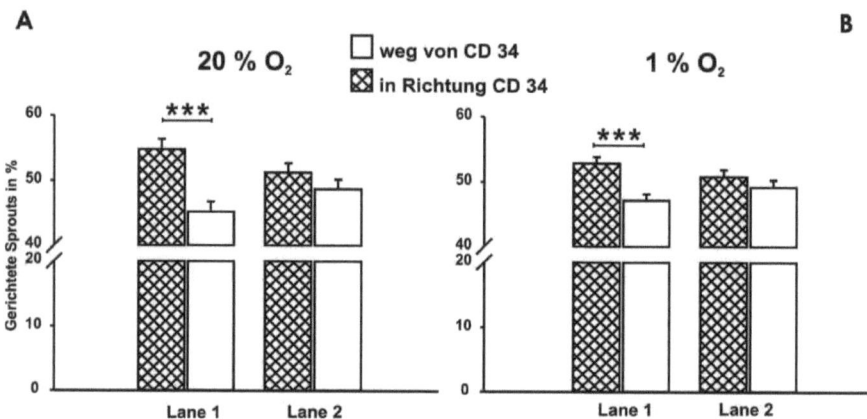

Abbildung 19: Analyse des gerichteten Sproutwachstums unter normoxischen und hypoxischen Bedingungen.
Die Co-Kultur von CD34$^+$ Zellen induzierte sowohl unter normoxischen (A) wie unter hypoxischen Bedingungen ein gerichtetes Sproutwachstum hin zu den CD34$^+$ Zellen. *** = p < 0,001.

Der Angiogeneseassay enthält trotz räumlich getrennter Kultur der HUVECs Sphäroide und der CD34$^+$ Zellen ein gemeinsames Zellkulturmedium (Abb. 16). Da die Vermittlung der parakrinen Effekte nur via Sekretion von Zyto-/Chemokinen in das Zellkulturmedium erfolgen kann, analysierten wir insgesamt 27 Zyto-/Chemokine im Kulturmedium unter Hypoxie und Normoxie. Von den untersuchten 27 Zyto-/Chemokinen konnte eine signifikante Konzentrationszunahme durch die CD34$^+$ Zellen unter Normoxie für Interleukin-8 (IL-8) und das „monocyte chemoattractant protein-1" (MCP-1) und unter Hypoxie für MCP-1 und „macrophage inhibitory protein-1 α" (MIP-1 α) nachgewiesen werden. Allerdings kam es durch die Reduktion des Sauerstoffgehaltes von 20% auf 1% zu einer signifikanten Reduktion von MCP-1 im Kulturmedium. Dies könnte beim Ausbleiben der Verbesserung des $CD34^+$ vermittelten Längenwachstums unter Hypoxie ursächlich beteiligtsein.

Zusammenfassend lässt sich auf Grund dieser Ergebnisse festhalten, dass $CD34^+$ Zellen zur Angiogenese durch parakrine Sekretion von Zyto-/Chemokinen beitragen. Diese günstigen Effekte finden sowohl unter hypoxischen wie auch unter normoxischen Bedingungen statt. Da das Längenwachstum allerdings insbesondere unter normoxischen Bedingungen gesteigert war, dürfte bei therapeutischer Anwendung der Stammzellen eine zusätzliche Revaskularisation mittels Koronarangioplastie oder koronarer Bypassoperation, welche die Sauerstoffversorgung verbessert, den Erfolg der Neovaskularisation mittels Stammzellen verbessern. Diese Hypothese wird auch durch eine bereits durchgeführte klinische Studie gestützt, in der während der aortokoronaren Bypassoperation bei Patienten mit stattgehabtem Myokardinfarkt in das Infarktgrenzgebiet $CD133^+$ Zellen injiziert wurden und dies zu einer Verbesserung der Perfusion und der Ventrikelfunktion führte (112).

3. Zusammenfassung und Ausblick

Unsere Ergebnisse geben Hinweise darauf, dass das insuffiziente menschliche Myokard Veränderungen in den Mitochondrien und eine Aktivierung der Apoptose aufweist. Diese Alterationen sind allerdings nicht irreversibel, so dass sie einer therapeutischen Intervention zugänglich sein müssten. Die koronare Herzerkrankung ist die Hauptursache für die Entstehung einer Herzinsuffizienz und dürfte in Zukunft aufgrund der demographischen Altersstruktur und der Zunahme der Inzidenz im Alter eine noch bedeutendere Rolle spielen. Eine mögliche chirurgische Therapieform der Herzinsuffizienz stellt die hämodynamische Entlastung mittels Kunstherzimplantation dar. Diese wird derzeit hauptsächlich als „bridge to transplant" eingesetzt. Aufgrund des zunehmenden Mangels an Spenderherzen sowie aufgrund der fehlenden Erholungstendenz der apoptotischen Veränderungen für das ältere Patientenkollektiv ist diese Therapieform für Ältere eher ungeeignet.

Eine mögliche viel versprechende zukünftige Therapieoption zur Behandlung der Herzinsuffizienz stellt die Stammzelltherapie dar. Die Verbesserung der ischämischen Gewebeperfusion und der myokardialen Kontraktilität mit Verhinderung des Myokardremodelings nach Myokardinfarkt konnte bereits durch klinische Studien belegt werden. Allerdings gibt es derzeit noch zahlreiche ungeklärte Fragen zu lösen. Die Zahl der EPCs ist relativ gering und nimmt mit dem Alter weiter ab. Eine Vermehrung der Zellzahl *in vitro* bedingt eine Veränderung des Phänotyps und der Differenzierung sowie das zusätzliche Auftreten seneszenter Veränderungen der Zellen. Zudem kommt es im Alter, besonders bei gleichzeitig erhöhten kardiovaskulären Risikofaktoren, zur Einschränkung der Zellfunktion. Gerade dieses Patientenkollektiv würde allerdings besonders von dieser Therapieform profitieren. Hinweise, die oben genannten Probleme bewältigen zu können, gibt es durchaus. Obwohl die EPC-Zahl im Alter verringert ist, konnten wir auch im Alter eine Mobilisierungsfähigkeit nachweisen. Durch Therapie kardiovaskulärer Risikofaktoren, wie z. B. Statintherapie, ist eine Verbesserung der Zellfunktion erreichbar. Darüber hinaus gibt es derzeit bereits Hinweise, dass AGE-Inhibitoren und AGE-cross-link breaker die AGE-Konzentrationen hemmen und somit zur Funktionsverbesserung der EPCs beitragen sollten. In zukünftige Überlegungen sollte auch eine Gentherapie dieser Zellen einfließen. So wurde durch *ex vivo* Transfektion der EPCs mit VEGF eine Verbesserung der Neovaskularisation im Hinterlaufischämiemodel gezeigt (113). Hier muss allerdings immer das Risiko der überschießenden Vaskularisierung bis hin zur Tumorbildung im Auge behalten werden. Es müssen weitere Anstrengungen unternommen werden, die EPC-Biologie besser zu verstehen, den optimalen Zelltyp herauszufinden und die genauen Mechanismen, die zur Mobilisation, Migration und zum Homing der EPCs beitragen zu identifizieren.

4. Literaturverzeichnis

1. Hoppe UC, Bohm M, Dietz R, Hanrath P, Kroemer HK, Osterspey A, et al. [Guidelines for therapy of chronic heart failure]. Z Kardiol 2005;94(8):488-509.

2. McMurray JJ, Stewart S. Epidemiology, aetiology, and prognosis of heart failure. Heart 2000;83(5):596-602.

3. Senni M, Redfield MM. Heart failure with preserved systolic function. A different natural history? J Am Coll Cardiol 2001;38(5):1277-82.

4. Gandhi SK, Powers JC, Nomeir AM, Fowle K, Kitzman DW, Rankin KM, et al. The pathogenesis of acute pulmonary edema associated with hypertension. N Engl J Med 2001;344(1):17-22.

5. Cleland JG, Swedberg K, Follath F, Komajda M, Cohen-Solal A, Aguilar JC, et al. The EuroHeart Failure survey programme-- a survey on the quality of care among patients with heart failure in Europe. Part 1: patient characteristics and diagnosis. Eur Heart J 2003;24(5):442-63.

6. Cohn JN, Ferrari R, Sharpe N. Cardiac remodeling--concepts and clinical implications: a consensus paper from an international forum on cardiac remodeling. Behalf of an International Forum on Cardiac Remodeling. J Am Coll Cardiol 2000;35(3):569-82.

7. Sheeran FL, Pepe S. Energy deficiency in the failing heart: linking increased reactive oxygen species and disruption of oxidative phosphorylation rate. Biochim Biophys Acta 2006;1757(5-6):543-52.

8. Thom T, Haase N, Rosamond W, Howard VJ, Rumsfeld J, Manolio T, et al. Heart disease and stroke statistics--2006 update: a report from the American Heart Association Statistics Committee and Stroke Statistics Subcommittee. Circulation 2006;113(6):e85-151.

9. Turrens JF. Superoxide production by the mitochondrial respiratory chain. Biosci Rep 1997;17(1):3-8.

10. Turrens JF, Boveris A. Generation of superoxide anion by the NADH dehydrogenase of bovine heart mitochondria. Biochem J 1980;191(2):421-7.

11. Sugioka K, Nakano M, Totsune-Nakano H, Minakami H, Tero-Kubota S, Ikegami Y. Mechanism of O2- generation in reduction and oxidation cycle of ubiquinones in a model of mitochondrial electron transport systems. Biochim Biophys Acta 1988;936(3):377-85.

12. Becker LB, vanden Hoek TL, Shao ZH, Li CQ, Schumacker PT. Generation of superoxide in cardiomyocytes during ischemia before reperfusion. Am J Physiol 1999;277(6 Pt 2):H2240-6.

13. Larsson NG, Barsh GS, Clayton DA. Structure and chromosomal localization of the mouse mitochondrial transcription factor A gene (Tfam). Mamm Genome 1997;8(2):139-40.

14. Linnane AW, Marzuki S, Ozawa T, Tanaka M. Mitochondrial DNA mutations as an important contributor to ageing and degenerative diseases. Lancet 1989;1(8639):642-5.

15. Ide T, Tsutsui H, Hayashidani S, Kang D, Suematsu N, Nakamura K, et al. Mitochondrial DNA damage and dysfunction associated with oxidative stress in failing hearts after myocardial infarction. Circ Res 2001;88(5):529-35.

16. Scheubel RJ, Tostlebe M, Simm A, Rohrbach S, Prondzinsky R, Gellerich FN, et al. Dysfunction of mitochondrial respiratory chain complex I in human failing myocardium is not due to disturbed mitochondrial gene expression. J Am Coll Cardiol 2002;40(12):2174-81.

17. Drexler H, Kastner S, Strobel A, Studer R, Brodde OE, Hasenfuss G. Expression, activity and functional significance of inducible nitric oxide synthase in the failing human heart. J Am Coll Cardiol 1998;32(4):955-63.

18. Forfia PR, Hintze TH, Wolin MS, Kaley G. Role of nitric oxide in the control of mitochondrial function. Adv Exp Med Biol 1999;471:381-8.

19. Saavedra WF, Paolocci N, St John ME, Skaf MW, Stewart GC, Xie JS, et al. Imbalance between xanthine oxidase and nitric oxide synthase signaling pathways underlies mechanoenergetic uncoupling in the failing heart. Circ Res 2002;90(3):297-304.

20. Hare JM. Oxidative stress and apoptosis in heart failure progression. Circ Res 2001;89(3):198-200.

21. Ide T, Tsutsui H, Kinugawa S, Utsumi H, Kang D, Hattori N, et al. Mitochondrial electron transport complex I is a potential source of oxygen free radicals in the failing myocardium. Circ Res 1999;85:357-363.

22. Borutaite V, Budriunaite A, Brown GC. Reversal of nitric oxide-, peroxynitrite- and S-nitrosothiol-induced inhibition of mitochondrial respiration or complex I activity by light and thiols. Biochim Biophys Acta 2000;1459(2-3):405-12.

23. Barrientos A, Moraes CT. Titrating the effects of mitochondrial complex I impairment in the cell physiology. J Biol Chem 1999;274(23):16188-97.

24. Scheubel RJ, Bartling B, Simm A, Silber RE, Drogaris K, Darmer D, et al. Apoptotic pathway activation from mitochondria and death receptors without caspase-3 cleavage in failing human myocardium. Fragile balance of myocyte survival? J Am Coll Cardiol 2002;39(3):481-8.

25. Ingwall JS, Shen W. The chemistry of ATP in the failing heart - the fundamentals. Heart Failure Rev 1999;4:221-228.

26. Abbate A, De Falco M, Morales C, Gelpi RJ, Prisco M, De Luca A, et al. Electron microscopy characterization of cardiomyocyte apoptosis in ischemic heart disease. Int J Cardiol 2007;114(1):118-20.

27. Takemura G, Fujiwara H. Morphological aspects of apoptosis in heart diseases. J Cell Mol Med 2006;10(1):56-75.

28. Carson DA, Ribeiro JM. Apoptosis and disease. Lancet 1993;341(8855):1251-4.

29. Abbate A, Biondi-Zoccai GG, Baldi A. Pathophysiologic role of myocardial apoptosis in post-infarction left ventricular remodeling. J Cell Physiol 2002;193(2):145-53.

30. Jessup M, Brozena S. Heart failure. N Engl J Med 2003;348(20):2007-18.

31. Baldi A, Abbate A, Bussani R, Patti G, Melfi R, Angelini A, et al. Apoptosis and post-infarction left ventricular remodeling. J Mol Cell Cardiol 2002;34(2):165-74.

32. Palojoki E, Saraste A, Eriksson A, Pulkki K, Kallajoki M, Voipio-Pulkki LM, et al. Cardiomyocyte apoptosis and ventricular remodeling after myocardial infarction in rats. Am J Physiol Heart Circ Physiol 2001;280(6):H2726-31.

33. Abbate A, Biondi-Zoccai GG, Bussani R, Dobrina A, Camilot D, Feroce F, et al. Increased myocardial apoptosis in patients with unfavorable left ventricular remodeling and early symptomatic post-infarction heart failure. J Am Coll Cardiol 2003;41(5):753-60.

34. Troy CM, Salvesen GS. Caspases on the brain. J Neurosci Res 2002;69(2):145-50.

35. Czerski L, Nunez G. Apoptosome formation and caspase activation: is it different in the heart? J Mol Cell Cardiol 2004;37(3):643-52.

36. Nicholson DW. Caspase structure, proteolytic substrates, and function during apoptotic cell death. Cell Death Differ 1999;6(11):1028-42.

37. Green DR, Reed JC. Mitochondria and apoptosis. Science 1998;281(5381):1309-12.

38. Zou H, Henzel WJ, Liu X, Lutschg A, Wang X. Apaf-1, a human protein homologous to C. elegans CED-4, participates in cytochrome c-dependent activation of caspase-3. Cell 1997;90(3):405-13.

39. Irmler M, Thome M, Hahne M, Schneider P, Hofmann K, Steiner V, et al. Inhibition of death receptor signals by cellular FLIP. Nature 1997;388(6638):190-5.

40. Seol DW, Billiar TR. A caspase-9 variant missing the catalytic site is an endogenous inhibitor of apoptosis. J Biol Chem 1999;274(4):2072-6.

41. Deveraux QL, Reed JC. IAP family proteins--suppressors of apoptosis. Genes Dev 1999;13(3):239-52.

42. Kothakota S, Azuma T, Reinhard C, Klippel A, Tang J, Chu K, et al. Caspase-3-generated fragment of gelsolin: effector of morphological change in apoptosis. Science 1997;278(5336):294-8.

43. Azuma T, Koths K, Flanagan L, Kwiatkowski D. Gelsolin in complex with phosphatidylinositol 4,5-bisphosphate inhibits caspase-3 and -9 to retard apoptotic progression. J Biol Chem 2000;275(6):3761-6.

44. Kanoh M, Takemura G, Misao J, Hayakawa Y, Aoyama T, Nishigaki K, et al. Significance of myocytes with positive DNA in situ nick end-labeling (TUNEL) in hearts with dilated cardiomyopathy: not apoptosis but DNA repair. Circulation 1999;99(21):2757-64.

45. Latif N, Khan MA, Birks E, O'Farrell A, Westbrook J, Dunn MJ, et al. Upregulation of the Bcl-2 family of proteins in end stage heart failure. J Am Coll Cardiol 2000;35(7):1769-77.

46. Saraste A, Pulkki K, Kallajoki M, Heikkila P, Laine P, Mattila S, et al. Cardiomyocyte apoptosis and progression of heart failure to transplantation. Eur J Clin Invest 1999;29(5):380-6.

47. Ide T, Tsutsui H, Kinugawa S, Suematsu N, Hayashidani S, Ichikawa K, et al. Direct evidence for increased hydroxyl radicals originating from superoxide in the failing myocardium. Circ Res 2000;86(2):152-7.

48. Guerra S, Leri A, Wang X, Finato N, Di Loreto C, Beltrami CA, et al. Myocyte death in the failing human heart is gender dependent. Circ Res 1999;85(9):856-66.

49. Sink JD, Pellom GL, Currie WD, Hill RC, Olsen CO, Jones RN, et al. Response of hypertrophied myocardium to ischemia: correlation with biochemical and physiological parameters. J Thorac Cardiovasc Surg 1981;81(6):865-72.

50. Grabellus F, Schmid C, Levkau B, Stypmann J, Scheld HH, Baba HA. [Myocardial alterations with mechanical left ventricular assist devices]. Pathologe 2003;24(2):83-90.

51. Frazier OH, Benedict CR, Radovancevic B, Bick RJ, Capek P, Springer WE, et al. Improved left ventricular function after chronic left ventricular unloading. Ann Thorac Surg 1996;62(3):675-81; discussion 681-2.

52. Dandel M, Weng Y, Siniawski H, Potapov E, Lehmkuhl HB, Hetzer R. Long-term results in patients with idiopathic dilated cardiomyopathy after weaning from left ventricular assist devices. Circulation 2005;112(9 Suppl):I37-45.

53. Birks EJ, Tansley PD, Hardy J, George RS, Bowles CT, Burke M, et al. Left ventricular assist device and drug therapy for the reversal of heart failure. N Engl J Med 2006;355(18):1873-84.

54. Bartling B, Milting H, Schumann H, Darmer D, Arusoglu L, Koerner MM, et al. Myocardial gene expression of regulators of myocyte apoptosis and myocyte calcium

homeostasis during hemodynamic unloading by ventricular assist devices in patients with end-stage heart failure. Circulation 1999;100(19 Suppl):II216-23.

55. Wollert KC, Heineke J, Westermann J, Ludde M, Fiedler B, Zierhut W, et al. The cardiac Fas (APO-1/CD95) Receptor/Fas ligand system : relation to diastolic wall stress in volume-overload hypertrophy in vivo and activation of the transcription factor AP-1 in cardiac myocytes. Circulation 2000;101(10):1172-8.

56. Patten RD, Denofrio D, El-Zaru M, Kakkar R, Saunders J, Celestin F, et al. Ventricular assist device therapy normalizes inducible nitric oxide synthase expression and reduces cardiomyocyte apoptosis in the failing human heart. J Am Coll Cardiol 2005;45(9):1419-24.

57. Scheubel RJ, Bartling B, Stein S, Darmer D, Holtz J, Pregla R, et al. Age-dependent myocardial reinduction of apoptosis inhibitors under VAD in heart failure. Thorac Cardiovasc Surg 2001;49(5):268-72.

58. Baraki H, Karck M, Haverich A. [Cardiac surgery in elderly patients]. Chirurg 2005;76(2):131-8.

59. Neglia D, L'Abbate A. Coronary microvascular dysfunction and idiopathic dilated cardiomyopathy. Pharmacol Rep 2005;57 Suppl:151-5.

60. Schaper W, Buschmann I. Collateral circulation and diabetes. Circulation 1999;99(17):2224-6.

61. Risau W. Mechanisms of angiogenesis. Nature 1997;386(6626):671-4.

62. Isner JM, Asahara T. Angiogenesis and vasculogenesis as therapeutic strategies for postnatal neovascularization. J Clin Invest 1999;103(9):1231-6.

63. Lin Y, Weisdorf DJ, Solovey A, Hebbel RP. Origins of circulating endothelial cells and endothelial outgrowth from blood. J Clin Invest 2000;105(1):71-7.

64. Asahara T, Murohara T, Sullivan A, Silver M, van der Zee R, Li T, et al. Isolation of putative progenitor endothelial cells for angiogenesis. Science 1997;275(5302):964-7.

65. Carmeliet P. Mechanisms of angiogenesis and arteriogenesis. Nat Med 2000;6(4):389-95.

66. Aicher A, Zeiher AM, Dimmeler S. Mobilizing endothelial progenitor cells. Hypertension 2005;45(3):321-5.

67. Askari AT, Unzek S, Popovic ZB, Goldman CK, Forudi F, Kiedrowski M, et al. Effect of stromal-cell-derived factor 1 on stem-cell homing and tissue regeneration in ischaemic cardiomyopathy. Lancet 2003;362(9385):697-703.

68. Ceradini DJ, Kulkarni AR, Callaghan MJ, Tepper OM, Bastidas N, Kleinman ME, et al. Progenitor cell trafficking is regulated by hypoxic gradients through HIF-1 induction of SDF-1. Nat Med 2004;10(8):858-64.

69. Crosby JR, Kaminski WE, Schatteman G, Martin PJ, Raines EW, Seifert RA, et al. Endothelial cells of hematopoietic origin make a significant contribution to adult blood vessel formation. Circ Res 2000;87(9):728-30.

70. Gehling UM, Ergun S, Schumacher U, Wagener C, Pantel K, Otte M, et al. In vitro differentiation of endothelial cells from AC133-positive progenitor cells. Blood 2000;95(10):3106-12.

71. Bhattacharya V, McSweeney PA, Shi Q, Bruno B, Ishida A, Nash R, et al. Enhanced endothelialization and microvessel formation in polyester grafts seeded with CD34(+) bone marrow cells. Blood 2000;95(2):581-5.

72. Urbich C, Heeschen C, Aicher A, Dernbach E, Zeiher AM, Dimmeler S. Relevance of monocytic features for neovascularization capacity of circulating endothelial progenitor cells. Circulation 2003;108(20):2511-6.

73. Fernandez Pujol B, Lucibello FC, Gehling UM, Lindemann K, Weidner N, Zuzarte ML, et al. Endothelial-like cells derived from human CD14 positive monocytes. Differentiation 2000;65(5):287-300.

74. Kalka C, Masuda H, Takahashi T, Kalka-Moll WM, Silver M, Kearney M, et al. Transplantation of ex vivo expanded endothelial progenitor cells for therapeutic neovascularization. Proc Natl Acad Sci U S A 2000;97(7):3422-7.

75. Shi Q, Rafii S, Wu MH, Wijelath ES, Yu C, Ishida A, et al. Evidence for circulating bone marrow-derived endothelial cells. Blood 1998;92(2):362-7.

76. Dimmeler S, Aicher A, Vasa M, Mildner-Rihm C, Adler K, Tiemann M, et al. HMG-CoA reductase inhibitors (statins) increase endothelial progenitor cells via the PI 3-kinase/Akt pathway. J Clin Invest 2001;108(3):391-7.

77. Vasa M, Fichtlscherer S, Aicher A, Adler K, Urbich C, Martin H, et al. Number and migratory activity of circulating endothelial progenitor cells inversely correlate with risk factors for coronary artery disease. Circ Res 2001;89(1):E1-7.

78. Takahashi T, Kalka C, Masuda H, Chen D, Silver M, Kearney M, et al. Ischemia- and cytokine-induced mobilization of bone marrow-derived endothelial progenitor cells for neovascularization. Nat Med 1999;5(4):434-8.

79. Shintani S, Murohara T, Ikeda H, Ueno T, Honma T, Katoh A, et al. Mobilization of endothelial progenitor cells in patients with acute myocardial infarction. Circulation 2001;103(23):2776-9.

80. Gill M, Dias S, Hattori K, Rivera ML, Hicklin D, Witte L, et al. Vascular trauma induces rapid but transient mobilization of VEGFR2(+)AC133(+) endothelial precursor cells. Circ Res 2001;88(2):167-74.

81. Lee SH, Wolf PL, Escudero R, Deutsch R, Jamieson SW, Thistlethwaite PA. Early expression of angiogenesis factors in acute myocardial ischemia and infarction. N Engl J Med 2000;342(9):626-33.

82. Pillarisetti K, Gupta SK. Cloning and relative expression analysis of rat stromal cell derived factor-1 (SDF-1)1: SDF-1 alpha mRNA is selectively induced in rat model of myocardial infarction. Inflammation 2001;25(5):293-300.

83. Kocher AA, Schuster MD, Szabolcs MJ, Takuma S, Burkhoff D, Wang J, et al. Neovascularization of ischemic myocardium by human bone-marrow-derived angioblasts prevents cardiomyocyte apoptosis, reduces remodeling and improves cardiac function. Nat Med 2001;7(4):430-6.

84. Rehman J, Li J, Orschell CM, March KL. Peripheral blood "endothelial progenitor cells" are derived from monocyte/macrophages and secrete angiogenic growth factors. Circulation 2003;107(8):1164-9.

85. Ziegelhoeffer T, Fernandez B, Kostin S, Heil M, Voswinckel R, Helisch A, et al. Bone marrow-derived cells do not incorporate into the adult growing vasculature. Circ Res 2004;94(2):230-8.

86. Kinnaird T, Stabile E, Burnett MS, Lee CW, Barr S, Fuchs S, et al. Marrow-derived stromal cells express genes encoding a broad spectrum of arteriogenic cytokines and promote in vitro and in vivo arteriogenesis through paracrine mechanisms. Circ Res 2004;94(5):678-85.

87. Dimmeler S, Zeiher AM, Schneider MD. Unchain my heart: the scientific foundations of cardiac repair. J Clin Invest 2005;115(3):572-83.

88. Laufs U, Werner N, Link A, Endres M, Wassmann S, Jurgens K, et al. Physical training increases endothelial progenitor cells, inhibits neointima formation, and enhances angiogenesis. Circulation 2004;109(2):220-6.

89. Dome B, Timar J, Dobos J, Meszaros L, Raso E, Paku S, et al. Identification and clinical significance of circulating endothelial progenitor cells in human non-small cell lung cancer. Cancer Res 2006;66(14):7341-7.

90. Heeschen C, Aicher A, Lehmann R, Fichtlscherer S, Vasa M, Urbich C, et al. Erythropoietin is a potent physiologic stimulus for endothelial progenitor cell mobilization. Blood 2003;102(4):1340-6.

91. Llevadot J, Murasawa S, Kureishi Y, Uchida S, Masuda H, Kawamoto A, et al. HMG-CoA reductase inhibitor mobilizes bone marrow--derived endothelial progenitor cells. J Clin Invest 2001;108(3):399-405.

92. Hill JM, Zalos G, Halcox JP, Schenke WH, Waclawiw MA, Quyyumi AA, et al. Circulating endothelial progenitor cells, vascular function, and cardiovascular risk. N Engl J Med 2003;348(7):593-600.

93. Scheubel RJ, Zorn H, Silber RE, Kuss O, Morawietz H, Holtz J, et al. Age-dependent depression in circulating endothelial progenitor cells in patients undergoing coronary artery bypass grafting. J Am Coll Cardiol 2003;42(12):2073-80.

94. Heiss C, Keymel S, Niesler U, Ziemann J, Kelm M, Kalka C. Impaired progenitor cell activity in age-related endothelial dysfunction. J Am Coll Cardiol 2005;45(9):1441-8.

95. Rauscher FM, Goldschmidt-Clermont PJ, Davis BH, Wang T, Gregg D, Ramaswami P, et al. Aging, progenitor cell exhaustion, and atherosclerosis. Circulation 2003;108(4):457-63.

96. Edelberg JM, Tang L, Hattori K, Lyden D, Rafii S. Young adult bone marrow-derived endothelial precursor cells restore aging-impaired cardiac angiogenic function. Circ Res 2002;90(10):E89-93.

97. Ballard VL, Edelberg JM. Harnessing hormonal signaling for cardioprotection. Sci Aging Knowledge Environ 2005;2005(51):re6.

98. Imanishi T, Hano T, Nishio I. Estrogen reduces endothelial progenitor cell senescence through augmentation of telomerase activity. J Hypertens 2005;23(9):1699-706.

99. Strehlow K, Werner N, Berweiler J, Link A, Dirnagl U, Priller J, et al. Estrogen increases bone marrow-derived endothelial progenitor cell production and diminishes neointima formation. Circulation 2003;107(24):3059-65.

100. Rivard A, Berthou-Soulie L, Principe N, Kearney M, Curry C, Branellec D, et al. Age-dependent defect in vascular endothelial growth factor expression is associated with reduced hypoxia-inducible factor 1 activity. J Biol Chem 2000;275(38):29643-7.

101. Tschudi MR, Barton M, Bersinger NA, Moreau P, Cosentino F, Noll G, et al. Effect of age on kinetics of nitric oxide release in rat aorta and pulmonary artery. J Clin Invest 1996;98(4):899-905.

102. Aicher A, Heeschen C, Mildner-Rihm C, Urbich C, Ihling C, Technau-Ihling K, et al. Essential role of endothelial nitric oxide synthase for mobilization of stem and progenitor cells. Nat Med 2003;9(11):1370-6.

103. Brownlee M. Negative consequences of glycation. Metabolism 2000;49(2 Suppl 1):9-13.

104. Wendt T, Tanji N, Guo J, Hudson BI, Bierhaus A, Ramasamy R, et al. Glucose, glycation, and RAGE: implications for amplification of cellular dysfunction in diabetic nephropathy. J Am Soc Nephrol 2003;14(5):1383-95.

105. Giardino I, Edelstein D, Brownlee M. Nonenzymatic glycosylation in vitro and in bovine endothelial cells alters basic fibroblast growth factor activity. A model for intracellular glycosylation in diabetes. J Clin Invest 1994;94(1):110-7.

106. Haitoglou CS, Tsilibary EC, Brownlee M, Charonis AS. Altered cellular interactions between endothelial cells and nonenzymatically glucosylated laminin/type IV collagen. J Biol Chem 1992;267(18):12404-7.

107. Schmidt AM, Yan SD, Wautier JL, Stern D. Activation of receptor for advanced glycation end products: a mechanism for chronic vascular dysfunction in diabetic vasculopathy and atherosclerosis. Circ Res 1999;84(5):489-97.

108. Schmidt AM, Yan SD, Yan SF, Stern DM. The biology of the receptor for advanced glycation end products and its ligands. Biochim Biophys Acta 2000;1498(2-3):99-111.

109. Simm A, Wagner J, Gursinsky T, Nass N, Friedrich I, Schinzel R, et al. Advanced glycation endproducts: a biomarker for age as an outcome predictor after cardiac surgery? Exp Gerontol 2007;42(7):668-75.

110. Scheubel RJ, Kahrstedt S, Weber H, Holtz J, Friedrich I, Borgermann J, et al. Depression of progenitor cell function by advanced glycation endproducts (AGEs): potential relevance for impaired angiogenesis in advanced age and diabetes. Exp Gerontol 2006;41(5):540-8.

111. Urbich C, Aicher A, Heeschen C, Dernbach E, Hofmann WK, Zeiher AM, et al. Soluble factors released by endothelial progenitor cells promote migration of endothelial cells and cardiac resident progenitor cells. J Mol Cell Cardiol 2005;39(5):733-42.

112. Stamm C, Westphal B, Kleine HD, Petzsch M, Kittner C, Klinge H, et al. Autologous bone-marrow stem-cell transplantation for myocardial regeneration. Lancet 2003;361(9351):45-6.

113. Iwaguro H, Yamaguchi J, Kalka C, Murasawa S, Masuda H, Hayashi S, et al. Endothelial progenitor cell vascular endothelial growth factor gene transfer for vascular regeneration. Circulation 2002;105(6):732-8.

5. Eigene veröffentlichte Originalarbeiten zur Habilitationsschrift[a]

5.1 Scheubel RJ, Kahrstedt S; Weber H, Holtz J, Friedrich I, Borgermann J, Silber RE, Simm A.
Depression of progenitor cell function by advanced glycation endproducts (AGEs): potential relevance for impaired angiogenesis in advanced age and diabetes.
Exp Gerontol. 2006 May;41(5):540-8

5.2 Scheubel RJ, Zorn H, Silber RE, Kuss O, Morawietz H, Holtz J, Simm A.
Age-dependent depression in circulating endothelial progenitor cells in patients under coronary artery bypass grafting.
J Am Coll Cardiol. 2003 Dec 17;42(12):2073-80

5.3 Scheubel RJ, Tostlebe M, Simm A, Rohrbach S, Prondzinsky R, Gellerich FN, Silber RE, Holtz J.
Dysfunction of mitochondrial respiratory chain complex I in human failing myocardium is not due to disturbed mitochondrial gene expression.
J Am Coll Cardiol 2002 Dec 18;40(12):2174-81

5.4 Scheubel RJ, Bartling B, Simm A, Silber RE, Drogaris K, Darmer D, Holtz J.
Apoptotic pathway activation from mitochondria and death receptors without caspase-3 cleavage in failing human myocardium. Fragile balance of myocyte survival?
J Am Coll Cardiol 2002 Feb 6;39(3):481-8

5.5 Scheubel RJ, Bartling B, Stein S, Darmer D, Holtz J, Pregla R, Hetzer R, Koerfer R, Zerkowski HR, Silber RE.
Age-dependent myocardial reinduction of apoptosis inhibitors under VAD in heart failure.
Thorac Cardiovasc Surg. 2001 Oct;49(5):268-72.

---

[a] Kopien der eigenen veröffentlichten Originalarbeiten im Anhang

6. Thesen

1. Die Herzinsuffizienz ist eine der häufigsten Erkrankungen in der westlichen Welt mit einer altersabhängigen Inzidenz und Prävalenz. Trotz enormer therapeutischer Fortschritte liegt die 1-Jahresmortalität bei der schweren Herzinsuffizienz immer noch über 50 %.

2. Als häufigste Ursache liegt der Herzinsuffizienz eine koronare Herzerkrankung zugrunde. Diese bedingt im Rahmen kardialer Ischämie auch eine Schädigung der Mitochondrien.

3. Durch ischämisch verursachte Generierung freier Radikale im Bereich der Atmungskette der Mitochondrien kann es zur oxidativen Schädigung der mitochondrialen DNA kommen. Hieraus resultiert eine Schädigung mitochondrial kodierter Proteine und somit eine disproportionale Atmungskette. Durch den eingeleiteten Circulus vitiosus wird dieser Pathomechanismus noch verstärkt.

4. Im Gegensatz zum tierexperimentellen Modell fand sich im terminal insuffizienten menschlichen Myokard keine Reduktion der mitochondrialen Wildtyp-DNA und der Transkription mitochondrialer RNA.

5. Die funktionelle Analyse der Enzymaktivität der einzelnen Atmungskettenkomplexe zeigte eine selektive Reduktion der Aktivität des Atmungskettenkomplexes I um 28% im terminal insuffizienten menschlichen Myokard. Die Enzymaktivität der Atmungskettenkomplexe II, III und IV war nicht unterschiedlich.

6. Die selektive Hemmung des Atmungskettenkomplexes I im terminal insuffizienten menschlichen Myokard führt zu einer Reduktion der maximalen Atmungskettenkapazität und der ATP-Synthese mit dem Verlust an energiereichen Phosphaten.

7. Trotz eingeschränkter mitochondrialer Atmung sollte das Fehlen irreversibler mitochondrialer DNA-Deletionen die Möglichkeit einer Erholung des insuffizienten menschlichen Myokards durch entsprechende therapeutische Maßnahmen erleichtern.

8. Die Aktivierung des Caspasensystems als Vermittler der Apoptose stellt einen weiteren wichtigen Pathomechanismus im Rahmen des Fortschreitens der terminalen

Herzinsuffizienz dar. Das System wird über einen extrinsischen Rezeptor-vermittelten und einen intrinsischen mitochondrial-vermittelten Weg aktiviert und mündet nach Aktivierung der Effektorcaspase-3 in einer gemeinsamen Endstrecke, die zu den Apoptose-typischen Veränderungen führt.

9. Im terminal insuffizienten menschlichen Myokard sind sowohl der intrinsische wie auch der extrinsische Weg, mit gleichzeitiger Hemmung der antiapoptotischen Proteine, aktiviert. Eine Aktivierung der Effektorcaspase-3 fand sich nicht, so dass trotz Aktivierung von Teilen der Caspasenkaskade das gesamte System nicht unumkehrbar aktiviert scheint.

10. Beide untersuchte Pathomechanismen (Veränderungen der Mitochondrien und Aktivierung des Caspasensystems) lassen aufgrund ihrer fehlenden Irreversibilität die Option einer therapeutischen Intervention zu.

11. Hämodynamische Entlastung mittels ventricular assist device (VAD) führt zur Verbesserung der Genexpression antiapoptotischer Proteine, allerdings vornehmlich bei jüngeren Patienten.

12. Stammzellen sind in der Lage durch Angiogenese die Gewebeperfusion zu verbessern und den Verlust ischämischer Zellen zu verhindern. Auf diese Weise tragen sie zur kardiovaskulären Regeneration des insuffizienten Myokards bei.

13. Das Alter der Patienten wirkt sich negativ auf die Mobilisation wie Funktion der Stammzellen aus. Advanced glycation endproducts (AGEs) nehmen mit steigendem Patientenalter zu und sind eine mögliche Ursache für die altersbedingten Veränderungen der Stammzellen.

14. Die parakrine Sekretion der Stammzellen trägt wesentlich zur Angiogenese bei. Interleukin-8, MIP-1α und MCP-1 spielen diesbezüglich eine große Rolle.

15. Hämodynamische Entlastung mittels VAD oder Stammzelltherapie stellen eine therapeutische Option der terminalen menschlichen Herzinsuffizienz dar. Dies dürfte allerdings bei älteren Patienten weniger erfolgreich sein.

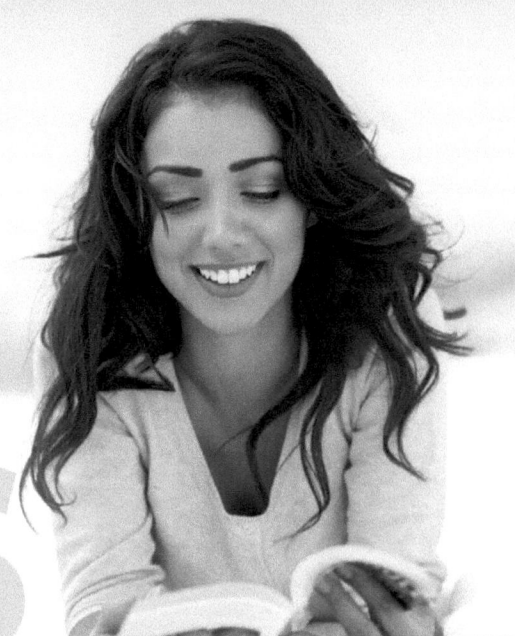

i want morebooks!

Buy your books fast and straightforward online - at one of world's fastest growing online book stores! Environmentally sound due to Print-on-Demand technologies.

Buy your books online at
www.get-morebooks.com

Kaufen Sie Ihre Bücher schnell und unkompliziert online – auf einer der am schnellsten wachsenden Buchhandelsplattformen weltweit! Dank Print-On-Demand umwelt- und ressourcenschonend produziert.

Bücher schneller online kaufen
www.morebooks.de

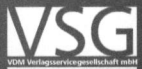

VDM Verlagsservicegesellschaft mbH
Heinrich-Böcking-Str. 6-8
D - 66121 Saarbrücken

Telefon: +49 681 3720 174
Telefax: +49 681 3720 1749

info@vdm-vsg.de
www.vdm-vsg.de

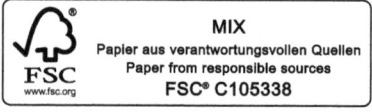

Printed by Books on Demand GmbH, Norderstedt / Germany